# AMOR na era dos MILLENNIALS

# OLIVIA PETTER

# AMOR na era dos MILLENNIALS

Como os apps de encontro e as novas tecnologias impactam a maneira como nos relacionamos

Tradução de Sofia Soter

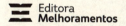

Dados Internacionais de Catalogação na Publicação (CIP)
(Câmara Brasileira do Livro, SP, Brasil)

Petter, Olivia
  Amor na era dos millennials / Olivia Petter; tradução Sofia Soter. – 1. ed. – São Paulo: Editora Melhoramentos, 2022.

  Título original: Millennial Love
  ISBN 978-65-5539-370-5

  1. Autoajuda 2. Autoconhecimento 3. Comportamento humano 4. Conduta de vida 5. Relações humanas 6. Relatos pessoais I. Título.

22-99523                                                    CDD-158.2

Índices para catálogo sistemático:
1. Relações humanas interpessoais: Psicologia aplicada 158.2

Aline Graziele Benitez – Bibliotecária – CRB-1/3129


Copyright © Olivia Petter, 2021
Publicado originalmente em inglês pela HarperCollins Publishers Ltd. sob o título *Millennial Love*.

Tradução: Sofia Soter
Preparação: Luiza Thebas
Revisão: Laila Guilherme e Elisabete Branco
Projeto gráfico e capa: Carla Almeida
Diagramação: Bruna Parra
Imagens de capa: Choo Studio/Shutterstock (fone de ouvido), HR_line/Shutterstock (celular), Graphik Designz/NounProject (sinal de verificação), allex/Noun Project (coração) e Made My Made/Noun Project (coração partido)

Direitos de publicação:
© 2022 Editora Melhoramentos Ltda.
Todos os direitos reservados.

1ª edição, março de 2022
ISBN: 978-65-5539-370-5

Atendimento ao consumidor:
Caixa Postal 729 – CEP 01031-970
São Paulo – SP – Brasil
Tel.: (11) 3874-0880
sac@melhoramentos.com.br
www.editoramelhoramentos.com.br

Siga a Editora Melhoramentos nas redes sociais:
 /editoramelhoramentos

Impresso no Brasil

Para Coco, o amor da minha vida
(que não gosta de ser chamada de "mamãe")

# SUMÁRIO

Introdução | **9**

1 Garotas legais e boys lixo | **15**

2 Quando o sinal azul acende um alerta vermelho | **33**

3 #CoupleGoals | **49**

4 Excesso de informação | **73**

5 Amor ao primeiro match | **93**

6 Atirados e barraqueiras | **121**

7 Proibido para menores | **147**

8 Caça às bruxas | **171**

9 A questão da contracepção | **193**

Algumas palavras finais | **217**

Agradecimentos | **221**

# INTRODUÇÃO

Em agosto do ano passado, me vi vagando sozinha por Paris em busca de um lugar para jantar. Era para eu estar acompanhada do meu namorado, comemorando nossos dois anos de namoro, mas terminamos tudo dez dias antes. Movida pelo orgulho e pela ideia de que minha vida era como um episódio de *Sex and the City*, fui viajar mesmo assim. Em Paris, pensei, eu poderia, de clichê em clichê, me esquivar da dor de um coração partido. Eu frequentaria sebos e teria conversas eruditas sobre Hemingway com desconhecidos. Teria epifanias sobre o sentido da vida em frente à Catedral de Notre-Dame à meia-noite. E beberia muito Merlot à beira do Sena com meus novos amigos franceses. Aos poucos, conforme a semana avançasse, meu ex desapareceria da minha memória e toda a dor que eu sentia magicamente evaporaria no ar úmido do verão parisiense.

É óbvio que não foi nada disso que aconteceu. Na realidade, passei horas no Hinge, fumei tanto cigarro que acabei com os gânglios inflamados e fucei o Facebook da mulher com quem meu ex dissera ter se encontrado no começo da semana. Ela era bonita. Levei 45 minutos para encontrar onde jantar, porque todos os restaurantes que me recomendaram eram românticos demais, ou instagramáveis demais, para eu me sentir confortável sozinha. Além disso, não falo francês, o que não ajudou. E acabei às lágrimas comendo um prato de ravióli frio no pior restaurante italiano de Paris.

Não sou especialista em amor, de jeito nenhum. Sou uma romântica incurável, que sonha com beijos e abraços sob a chuva. Tenho tendência ao excesso; com a mais singela das linhas, sou capaz de tecer fantasias inteiras sobre as pessoas. Sou ansiosa, mas também evasiva. Às vezes quero ser o tipo de mulher que samba pela vida e não precisa de ninguém. Em outras, só quero que alguém me faça cafuné e diga que tenho os peitos mais gostosos do mundo.

Este livro não vai te ensinar a se apaixonar, nem a se desapaixonar – e muito menos a manter uma paixão acesa. O que pretendo (e espero conseguir) é ilustrar por que todas essas coisas são ainda mais complicadas hoje em dia do que eram antes. Não só para mim e para aquelas que também nadam na minha rasa piscininha de vivência de mulher branca, cis e hétero, mas também para todas as vozes que generosamente compartilharam ideias e anedotas comigo no podcast *Millennial Love*, que apresento para o jornal *The Independent*. Só conversando com uma ampla variedade de pessoas com experiências diversas de sexualidade, gênero e raça podemos ter qualquer esperança de nos encontrar no mundo cada vez mais labiríntico dos relacionamentos. É diferente para todo mundo, mas, de muitas formas, também é parecido.

Apaixonar-se é uma das poucas coisas que acontecem com quase todo mundo; é parte do que nos torna humanos. Por isso é um tema tão fascinante para explorar, especialmente hoje em dia. Supostamente, nunca foi tão fácil namorar. Graças à quantidade de aplicativos e sites à nossa disposição, marcar um encontro é como pedir delivery de comida – só que o cardápio e a quantidade de pedidos que podem ser feitos simultaneamente são infinitos. Você também pode limitar suas preferências a um nível absurdo. Se não gostar de um prato, há centenas, talvez milhares, de outras opções.

Pesquisas sugerem que até 2031 mais de 50% dos casais terão se conhecido on-line.[1] Em muitos sentidos, isso é bom. Para a comunidade

---

1 "Over 50% of couples will meet online by 2031" [Mais de 50% dos casais se conhecerão on-line até 2031], eHarmony. Disponível em: https://www.eharmony.co.uk/dating-advice/online-dating-unplugged/over-50-of-couples-will-meet-online-by-2031.

## INTRODUÇÃO

LGBTQIAP+, por exemplo, aplicativos de relacionamento podem ser fundamentais para o desenvolvimento de relações seguras e de respeito mútuo. Ao permitirem que usuários declarem seu gênero e sua sexualidade antes de conversar com possíveis parceiros, os aplicativos conseguem eliminar as chances de um usuário sofrer preconceitos, como homofobia e transfobia, que são mais prováveis em interações cara a cara. Além disso, em geral o flerte on-line também propicia mais pragmatismo. Quando ficamos a fim de alguém ao vivo, nem sempre sabemos se o interesse é mútuo, e os aplicativos acabam com essa ambiguidade, já que normalmente só podemos interagir com outro usuário se ele também já tiver demonstrado interesse em nós. Facinho, facinho – só que não.

Conheço muitas pessoas que formaram relacionamentos felizes e saudáveis com a ajuda de ferramentas on-line, e tenho certeza de que você também conhece casais assim. Mas sabemos que nem tudo são flores. Se namorar fosse mesmo tão fácil e todo mundo encontrasse o amor no primeiro match, estaríamos todos em relacionamentos felizes e saudáveis. Os aplicativos não seriam nem necessários, pois ninguém estaria solteiro. Estaríamos todos transando como coelhos, e as pesquisas não alegariam que os millennials fazem menos sexo do que gerações anteriores. E ninguém acabaria tentando desesperadamente viver uma fantasia de pseudo-Carrie Bradshaw em Paris.

O amor sempre pôde ser um jogo, mas a tecnologia exacerbou essa faceta a um nível caricaturesco. Considere a lista cada vez maior de supostas "tendências" (ghosting, benching, breadcrumbing[2]) que compõem um dicionário com a função quase exclusiva de definir comportamentos cruéis na internet.

---

2 O termo "ghosting" vem da palavra em inglês "ghost", que significa fantasma. Indica o término repentino de um relacionamento, sem explicações (em português, equivaleria ao bom e velho "dar um perdido"). Já "benching" vem da expressão "to bench", deixar alguém de reserva ou em segundo plano. É um tipo de manipulação em que a manutenção de contato acontece apenas para que o outro esteja à disposição, como um "estepe". Por fim, "breadcrumbing" vem de "migalhas de pão", ou seja, oferecer o mínimo para que alguém crie esperanças, ainda que não haja de fato a intenção de desenvolver a relação. [N. E.]

E lá se foram os dias em que, em uma festa, simplesmente chegaríamos em alguém que curtimos e pediríamos o número de telefone. Agora, você pode conferir se a pessoa está no Happn, ou talvez escutar seu nome para mandar uma DM mais tarde. Ou então descobrir com que trabalha, para, depois de um bom tempo fuçando nas redes sociais, achá-la no LinkedIn. E então, se vocês começarem a sair, você vai repetir o procedimento para descobrir informações sobre todos os ex-namorados, amigos e parentes da pessoa. Você nunca confessaria isso a ela, é claro. E estamos falando apenas do processo de se apaixonar. Antigamente, o fim de uma paixão era simples, uma questão de se despedir. Hoje, é algo que demanda uma reforma completa de redes sociais: bloqueie, delete e deixe de seguir, ou então seja assombrada pelo fantasma digital de seu ex-amado pela eternidade. O jeito como namoramos agora é completamente diferente do jeito de namorar de até mesmo dez anos atrás. E isso serve para todo mundo, mesmo para quem não tem presença nas redes sociais ou não usa smartphone, porque as mudanças que afetaram o mundo dos relacionamentos transcendem a tecnologia.

Algumas mudanças sociais impactantes, como o Brexit e o movimento #MeToo, transformaram profundamente a maneira como enxergamos os relacionamentos. Os valores políticos da pessoa com quem você se envolve são importantes? O que consentimento significa de fato? O que é considerada uma experiência não consensual? E então a pandemia do novo coronavírus explodiu e nos transportou para uma era totalmente diferente dos relacionamentos. De repente não era mais possível ter intimidade física, nos obrigando a desacelerar e adotar rituais arcaicos, como fazer a corte. Enquanto isso, casais que não moravam juntos precisaram se adaptar a meses sem se ver ou a uma nova vida de contato ininterrupto.

Agora é uma boa hora para dizer que *Amor na era dos millennials* não é um livro que descreve coisas que acontecem com todos os millennials. O título do livro (assim como o do meu podcast, *Millennial Love*) se refere ao fato de explorar preocupações que se desenvolveram na geração millennial e que podem, em retrospecto, passar a ter essa associação.

## INTRODUÇÃO

Estas páginas estão repletas de histórias. Algumas são de figuras públicas que convidei para o podcast, outras são de amigos próximos ou de desconhecidos que entraram em contato comigo pelas redes sociais. E há ainda histórias que são minhas. Para fins de anonimidade, os homens sobre os quais falo aqui ganharam pseudônimos, às vezes vários. Escrevi sobre eles com cuidado, tendo a consciência de que a experiência deles pode ter sido diferente da minha – e, se algum deles um dia escrever um livro sobre nosso relacionamento, vou adorar ler o outro lado da história. Este livro, contudo, não é para eles. É para você, cara leitora. É para qualquer pessoa que já se sentiu silenciada em um relacionamento, que já se sentiu ridícula por conferir quando a pessoa de quem estava a fim ficou on-line no WhatsApp pela última vez, e que já foi vítima de ghosting, breadcrumbing, orbiting[3] ou qualquer outro termo ridículo desses. Este livro é para qualquer pessoa que já foi chamada de louca por um parceiro, ou que de fato se sentiu louca, ou que acreditou que suas experiências não deveriam ser compartilhadas. O mundo do namoro se tornou oficialmente absurdo, e devemos pelo menos poder conversar sobre isso. Nas palavras da romancista estadunidense Anne Lamott: "Tudo que aconteceu com você é seu. Conte suas histórias. Se as pessoas quisessem que você escrevesse sobre elas com carinho, deveriam ter se comportado melhor".

---

3  A relação deu errado, mas a pessoa segue "orbitando" a vida da outra, seja visualizando stories, seja curtindo posts ou se fazendo presente de outra maneira, mas sem de fato investir em algum laço ou contato direto. [N. E.]

capítulo 1

# GAROTAS LEGAIS E BOYS LIXO

*Em vez disso, eu deveria ter amado um pássaro do trovão;*
*Pelo menos, na primavera, eles voltam a trovejar.*
*Fecho os olhos e o mundo se esvai, de supetão.*
*(Acho que foi ideia minha te inventar.)*

Trecho de *Mad Girl's Love Song*
[Canção de amor da jovem louca], de Sylvia Plath[4]

Se eu fosse uma Garota Legal, minha vida amorosa seria muito diferente. Eu não teria passado oito anos apaixonada por alguém que não se interessava por mim. Não teria me demorado em inúmeros bares, esperando ser notada. Certamente teria transado mais de duas vezes antes dos meus 23 anos.

A Garota Legal existe, de uma forma ou de outra, há anos, mas foi a escritora Gillian Flynn quem a trouxe à vida de modo mais memorável no thriller best-seller *Garota exemplar*. A protagonista Amy Dunne passa a primeira parte do romance de Flynn fingindo

---

4  Em tradução livre. No original: "I should have loved a thunderbird instead; / At least when spring comes they roar back again. / I shut my eyes and all the world drops dead. / (I think I made you up inside my head.)." [N. T.]

ser quem não é. Até que, em uma série de frases, Amy cuidadosamente desmancha a identidade fingida. É assim que ela descreve a Garota Legal:

> Os homens sempre dizem isso como o elogio definidor, não é? Ela é uma garota legal. Ser a Garota Legal significa que eu sou uma mulher gostosa, brilhante, divertida, que adora futebol, pôquer, piadas indecentes e arrotos, que joga videogame, bebe cerveja barata, adora *ménage à trois* e sexo anal e enfia cachorros-quentes e hambúrgueres na boca como se fosse anfitriã da maior orgia gastronômica do mundo, ao mesmo tempo que de alguma forma mantém um manequim 36, porque Garotas Legais são, acima de tudo, gostosas. Gostosas e compreensivas. Garotas Legais nunca ficam com raiva. Apenas sorriem de uma forma desapontada e amorosa e deixam seus homens fazerem o que quiserem. Vá em frente, me sacaneie, não ligo, sou a Garota Legal.

Mulheres passam a vida sendo encaixadas em estereótipos desse tipo. É um elenco inteiro de caricaturas, algumas são genéricas (garotas maníacas fadas sonhadoras, solteironas, megeras obcecadas pela carreira), e outras são específicas a minorias: nerds asiáticas, lésbicas engraçadas, negras raivosas. A jornalista e escritora Pandora Sykes lista essas e outras categorias no livro *How Do We Know We're Doing It Right* [Como sabemos que estamos fazendo isso do jeito certo] e explica que o achatamento da identidade feminina dessa forma é "um elemento-chave do capitalismo de consumo". Quando identificamos uma categoria, é possível vender para ela, explica Sykes, o que justifica a quantidade desses estereótipos projetados em tantas campanhas publicitárias.

Também vemos essas categorias se manifestarem no mundo do namoro. Pelo menos é o que notamos em quase todas as comédias românticas e séries de televisão às quais cresci assistindo. Essas personagens bidimensionais normalmente eram mulheres brancas e héteros, como eu, cuja existência era quase inteiramente moldada pelo olhar masculino. As garotas maníacas fadas sonhadoras – avoadas, etéreas, cativantes – estavam presentes em *Hora de voltar*,

*500 dias com ela* e *Quem vai ficar com Mary?*. As megeras obcecadas pela carreira – rígidas, frias e casadas com o trabalho – estavam em *O diabo veste Prada*, *A proposta* e *Uma manhã gloriosa*. O restante estava em *Sex and the City*.

Mas voltemos às Garotas Legais. Esse rótulo se diferencia dos demais porque, em vez de as mulheres o temerem, é ao que elas aspiram. O estereótipo da Garota Legal foi estabelecido muito antes do lançamento do livro de Flynn e, infelizmente, segue relevante.

## Como ser a Garota Legal perfeita de agora

*Seja diferente das outras garotas. Tenha três amigas mulheres, nenhuma delas mais gostosa do que você. Vista ternos. Fume Marlboro Light que nem uma chaminé, mas mantenha a pele perfeita. Seja francesa. Seja a última pessoa a ir embora do jantar, mas a primeira a oferecer cocaína da melhor qualidade. Sempre peça batata frita. Seja vegana. Use calcinha e sutiã combinando todo dia. Faça pilates. Não use rede social nenhuma além do Instagram; sem motivo algum, poste fotos com suas amigas menos gostosas em banheiras vazias. Tenha braços definidos.*

A Garota Legal é primorosamente examinada no aclamado documentário *Romantic Comedy* [Comédia romântica], de Elizabeth Sankey, em que a diretora e um coro de críticos, atores e cineastas discutem como alguns dos filmes mais famosos sobre amor deturparam suas percepções sobre namoro, romance, sexo e sexualidade. O documentário se concentra em filmes do tipo *Como perder um homem em dez dias*, em que a protagonista, Andie Anderson (Kate Hudson), rejeita sua personalidade natural de Garota Legal e adota sua antítese, agindo de forma carente e excessivamente emocionada, com o intuito de repelir Benjamin Barry (Matthew McConaughey) em nome de uma reportagem (spoiler: funciona). O documentário de Sankey também aborda filmes que experimentaram subverter o estereótipo da Garota Legal – por exemplo, *Ruby Sparks: a namorada perfeita*, em que a mulher dos sonhos de um romancista, o próprio modelo da Garota Legal, ganha vida magicamente depois que ele escreve sobre ela. Quando a garota se torna real, ele é capaz de controlar completamente a personalidade, as roupas e as falas dela. Isso, sugere a roteirista e atriz principal Zoe Kazan, é essencialmente o que cineastas homens fazem há anos. A consequência de colocar as Garotas Legais como objeto de desejo nos filmes é passar a ideia de que é assim que uma mulher deve se comportar para que os homens a considerem atraente.

"O estereótipo da Garota Legal existe desde sempre", me contou Sankey. "Só muda de leve a cada geração. Mulheres aprendem desde cedo a serem silenciosas, submissas, a não fazerem escândalo. A serem diplomáticas, deixarem tudo para lá, não se enfurecerem. No campo dos relacionamentos, isso se traduz na ideia de ser 'tranquila'. Ouvi tantos homens reclamarem de ex-namoradas 'loucas' quando eu era mais nova que pensei: 'Bom, vou fazer tudo que puder para garantir que ninguém fale assim de mim'. Já agora, eu penso: 'Ela era mesmo louca ou só estava se expressando de um jeito que você não gostou?'."

Filmes do tipo de *Como perder um homem em dez dias* amplificam essa espécie tóxica de condicionamento. "Esse filme me ensinou que, para encontrar um homem e mantê-lo feliz, as mulheres devem ser tranquilas e divertidas", disse Sankey. "Nunca devo reclamar se meu namorado mudar os planos de última hora ou se for insensível, preciso gostar das coisas que ele gosta, devo esconder todas as minhas inseguranças e tenho que ser magra, mas com um apetite insaciável. O pesadelo disso é encorajar as mulheres a competir umas com as outras. 'Eu não sou como a doida da sua ex, ela parece uma pessoa horrível. Sou super de boa e tranquila, pode me fazer de gato e sapato que eu não ligo.' Ouso dizer que não me permiti ser eu mesma em nenhum relacionamento até conhecer meu marido e finalmente abandonar a ideia de que precisava agir de um jeito específico para que ele me amasse."

O estereótipo da Garota Legal tem mais probabilidade de impactar mulheres héteros do que de outras orientações por ser um papel projetado para agradar aos homens. Esse é um dos motivos pelos quais a escritora e ilustradora Florence Given diz achar muito mais libertador sair com mulheres ou pessoas não binárias em vez de homens, porque não sente que precisa "desempenhar um papel de gênero". "É libertador simplesmente chegar e poder ser eu mesma", disse Given quando a entrevistei no meu podcast. "Em comparação com as vezes em que saio com homens, que são raras, é completamente diferente, porque nesse caso estou, ainda que de forma inconsciente, constantemente desempenhando um papel ao redor da masculinidade dele. Pelo menos foi isso que senti e notei que fazia depois de escrever sobre o assunto no meu diário. Percebi que eu entrava em uma máquina de encolher, projetada em nome do ego dele e da versão de mim que ele mais amaria."

Quando a escritora e jornalista Dolly Alderton foi ao podcast, ela confessou ser muito boa em "fazer papel de Garota Legal", especialmente no começo de um relacionamento. "Os homens nunca imaginavam quão psicopata eu era", brincou. Como muitas mulheres que eu conheço, e me incluo nessa conta, ela dominou a arte de fingir desinteresse por homens por quem estava caidinha. É algo que muitas de nós fazemos: mandar uma única mensagem quando queremos mandar 20, dizer que estamos ocupadas em noites em que estamos livres e fingir surpresa quando eles falam da viagem sobre a qual já ficamos sabendo pelo Instagram.

Nunca fui muito boa em desempenhar o papel de Garota Legal. Uma vez namorei um cara chamado Zack. Nos conhecemos no Bumble e tivemos dois encontros fantásticos: um em um pub aconchegante no Soho, conhecido por ter sido frequentado pelo poeta Dylan Thomas, e outro em um bar secreto italiano, duas escolhas pretensiosas o suficiente para me impressionar. Mas eu e Zack não demos certo. Talvez fosse porque ele estava em época de provas, ou porque ele se declarava antiquado demais para métodos de comunicação moderna – ele frequentemente tirava férias das redes sociais. Qualquer que fosse o motivo, a distância dele obviamente só fez aumentar meu interesse. Por isso, fui criativa. Eis uma seleção de mensagens que mandei para Zack quando senti que se afastava: "Lord Byron tinha uns momentos de celibato involuntário", "Eu sei várias coisas safadas" e "O mundo seria melhor se todas as danças de minhoca fossem sinceras e cuidadosamente coreografadas". E, porque não desisti sem me esforçar, eis uma seleção de mensagens que mandei para Zack quando ele parou de me responder: "Você não é muito de telefone, né?", "Já esqueci até do seu rosto depois desse tempo todo" e "Desculpa por mandar mensagem no WhatsApp, sei que você preferiria um método mais rústico, mas pombos-correio não trabalham depois das oito da noite".

Ser a Garota Legal não depende só de pagar de legal. A gente pode se perder no personagem criado, que varia dependendo do homem para quem tentamos ser Garotas Legais. Se ele torce para o Chelsea, a Garota Legal posta memes do treinador Frank Lampard no Twitter. Se ele curte filmes da Nouvelle Vague, a Garota Legal usa franja. Se ele gosta de literatura do século XVIII, a Garota Legal tem livros sobre o Iluminismo em seu quarto. Tentei muito me adaptar a todos esses papéis. Tanto que, por muito tempo, não consegui diferenciar as partes de mim que inventei por um homem e as que eram realmente minhas. Recentemente, mexi em algumas playlists antigas do Spotify e encontrei várias que foram criadas de acordo com os gostos dos namorados da época. Não ouço mais nenhuma dessas músicas.

Certa vez namorei um cara chamado Mark, que queria muito que todo mundo soubesse que ele era de esquerda: tinha adesivos de um partido de esquerda no laptop e, em seu perfil do Hinge, declarava com orgulho que "nunca tinha beijado uma conservadora". A propósito, Mark morava em um apartamento de dois quartos no centro de Londres que o pai comprara para ele. Nessa época, meu conhecimento sobre política era vergonhoso, mas eu gostava muito do Mark – mesmo que ele fosse totalmente esquerda caviar – e precisava que ele gostasse de mim. Então, encomendei na Amazon um livro introdutório sobre política britânica e comecei a estudar. A Garota Legal do Mark precisava entender de tudo, de Churchill à guerra do Iraque, mesmo sem ter aberto um livro de História desde a escola.

Se você fingir ser uma Garota Legal por tempo demais, vai acabar sendo descoberta. Estava indo tudo bem com Mark até ele começar a falar sobre Chuka Umunna, que na época era um parlamentar do partido trabalhista. Só que Mark não explicou que se tratava de um parlamentar. Até onde eu sabia, Chuka Umunna podia ser um saxofonista promissor e apaixonado por política liberal. Com vergonha de perguntar, quando Mark começou a falar sobre ele, assenti e fingi saber exatamente de quem se tratava. Funcionou até Mark me perguntar o que eu tinha achado da última coluna de Chuka em um jornal nacional.

– Ah, foi ótima. Concordei com todos os argumentos. O que você quer jantar?

Ele então me perguntou se eu concordava com as questões ligadas à União Europeia.

– Claro – respondi. – Que tal pedir pizza?

Finalmente ele perguntou sobre o trecho de economia keynesiana.

– Não sei muito sobre o Quênia. Vamos pedir na Franco Manca?

Mark me deu um pé na bunda duas semanas depois, e eu doei meu livro introdutório de política britânica para um sebo.

Se você já sentiu vontade de ser uma Garota Legal como a descrita por Flynn – vamos considerá-la a Garota Legal modelo –, é porque provavelmente acha que conheceu algumas assim. A mulher que ama sexo anal (nunca fiz, nunca farei) tanto quanto ama pizza e engole o sêmen do parceiro (a única vez que fiz isso, vomitei) para então limpar a garganta com um gole de cerveja barata. Na faculdade, considerei várias mulheres Garotas Legais. Elas lotavam o bar perto dos alojamentos, cerveja em uma mão e cigarro sem filtro na outra. Enquanto eu estava constrangida perto da mesa de pingue-pongue, bebendo vodca com água tônica e limão – porque ouvi dizer que era a bebida que menos engordava – e tendo uma conversa sem graça sobre intercâmbio, as Garotas Legais estavam encostadas nos cantos, com garrafas de Corona na mão, contando histórias sobre os homens mais velhos que estavam a fim delas. A maioria dessas mulheres se conhecia antes da faculdade e fazia parte de panelinhas unidas por origens ricas, roupas de alta-costura de segunda mão e o fato de terem apelidos como Foxy e Fluff. Elas também tinham grupinhos de amigos homens que queriam transar com elas. Tentei fazer amizade com uma, Bing (nunca descobri seu nome de verdade). Ela se sentou a meu lado em uma aula de Inglês e eu perguntei de onde era a jaqueta que estava vestindo.

– É uma Dior vintage, eu a encontrei em uma cesta de liquidação em um brechó no Rio.

Tentei perguntar o que ela tinha ido fazer no Rio, mas, quando consegui aceitar que alguém tinha jogado uma jaqueta Dior em uma cesta de liquidação, ela já tinha se virado para conversar com a amiga sobre um cara chamado Otis, que não sabia usar direito os dedos. Talvez Bing fosse pretensiosa, rude, alheia ao próprio privilégio, ou as três coisas. Mesmo assim, todos os garotos da faculdade eram a fim dela, e não de mim. Ela ainda era Legal. E eu a odiava por isso. É esse o problema das Garotas Legais: se você acredita que existem, vai aboмиná-las por não ser como elas. Como disse Sankey, o conceito obriga mulheres a competir entre si, perpetuando uma hierarquia daquilo que é considerado atraente e que coloca as Garotas Legais no topo e todo o restante lá embaixo. Portanto, eu não suportava as Garotas Legais... até uma delas virar minha melhor amiga.

Lydia não fazia parte da turma da Bing; ela ficava mais na dela, mas ainda era essencialmente legal. Ela costurava as próprias roupas e dançava como a Shakira; tinha um longo cabelo loiro que precisava ser lavado com urgência, mas ainda assim era glamoroso. Homens gravitavam ao redor de Lydia como abelhas ao redor de girassóis. A gente não podia ser mais diferente. Eu gostava de organização; Lydia desejava caos. Eu era a primeira a ir embora das festas; Lydia era a última. Eu pensava duas vezes antes de falar qualquer coisa; Lydia simplesmente abria a boca. Na nossa segunda noite na faculdade, um garoto chamado Max estava tentando identificar com qual celebridade ela se parecia. Eu estava a fim do Max, mas, depois de alguns minutos de conversa entre nós três, senti que ele preferiria que eu fosse embora para poder continuar dando em cima da minha amiga. Eu fui teimosa (e estava bêbada) e fiquei.

– Já sei! – exclamou Max, finalmente identificando com quem Lydia se parecia. – Gisele!

Lydia caiu na gargalhada, como se compará-la com uma supermodelo fosse um absurdo.

– E eu? – perguntei.

Max olhou para mim pela primeira vez na conversa toda.

– Você parece a mulher que vende alianças naquelas propagandas da televisão. Ela tem mãos bonitas.

Eu gosto muito das minhas mãos, e tenho certeza de que a moça da propaganda é linda, então não me incomodei muito, mas suspeito que teria sido melhor ser comparada a uma supermodelo.

Eu não entendia por que Lydia queria ser minha amiga, mas logo nos aproximamos por causa do ódio mútuo por diversão organizada – ainda não entendi a graça de fazer tour por bares – e do amor mútuo por calças de boca larga e veludo. Nossas conversas logo se voltaram para o amor, e reparei que, apesar de Lydia já ter namorado (ao contrário de mim) e ter muito mais experiência sexual do que eu (que ainda era virgem aos 18), tínhamos muitas das mesmas ansiedades e neuroses sobre relacionamentos. Ela tinha acabado de terminar com um cara e não sabia se já era o momento de partir para a próxima e pegar o vizinho de alojamento, que já estava a fim dela (repare que só estávamos na faculdade havia quatro dias). Eu estava a fim de um garoto de outro alojamento, mas tinha quase certeza de que ele andava transando com a monitora. Era essa a dinâmica – ela refletindo sobre quem rejeitar, eu refletindo sobre quem desejar –, mas funcionava.

Ser amiga da Lydia me ensinou que Garotas Legais não existem para além da superfície. Mas esse é o problema: é na superfície que namoramos agora. Foi fácil fingir com Mark, porque eu só o conhecia havia quatro semanas. E, assim como o Zack, eu o conhecera em um aplicativo, onde podia ser quem quisesse; fosse uma Garota Legal que costura as próprias roupas, que faz piadas horríveis sobre pombos-correio ou que lê tudo que Chuka Umunna escreve. Nossa identidade pode ser otimizada pelas fotos que escolhemos para o perfil, pela informação que optamos por incluir na apresentação e pelas primeiras mensagens sobre as quais passamos horas agonizando. O mesmo vale para o Instagram, um dos primeiros lugares aonde as pessoas vão para buscar mais informações sobre quem acabaram de conhecer. Dê uma olhada no Instagram de alguém e você dará de cara com uma galeria de fotos com filtro e legendas cuidadosamente redigidas, escolhidas a dedo para te convencer de que é isso que aquela pessoa é. Essa galeria, contudo, nunca será um retrato autêntico daquela pessoa, porque o Instagram, assim como os perfis em aplicativos de relacionamento, é usado para marketing pessoal. É questão de criar uma versão de si de quem os outros vão gostar. E, se podemos facilmente ser a Garota Legal brilhante e sedutora, por que seríamos cheias de inseguranças?

Quando falamos de Garotas Legais no podcast, muitos ouvintes perguntaram qual era o equivalente masculino, mas a verdade é que não existe. Porque a Garota Legal é uma ideia alimentada por males sociais que homens não experimentam no mesmo grau que as mulheres, especialmente o sexismo. Além disso, a ideia de Garota Legal também parte da forma como as mulheres são condicionadas a agradar a todo mundo. A poeta Charly Cox abordou esse assunto no podcast, quando discutimos por que mulheres toleram ser maltratadas em relacionamentos: "Vivem nos dizendo que é importante que os outros gostem de nós. Temos que ser meninas doces, engraçadas, bonitinhas. Aí encontramos alguém que gosta da gente e pensamos: 'Tá, e agora? Como eu mantenho essa fachada?'".

Então não existem Garotos Legais, por assim dizer. Mas existem os Boy Lixo, ou Fuck Boys – muitos deles. O termo "Fuck Boy", em inglês, tem origem na cultura hip-hop; o rapper Cam'ron foi o primeiro artista a usá-lo, na música "Boy, Boy", lançada em 2002. Contudo, o termo só chegou ao mainstream em 2014, quando as buscas pela expressão na internet explodiram. Isso foi mais ou menos na mesma época em que a dupla de hip-hop estadunidense Run the Jewels lançou a música "Oh My Darling don't Cry", que diz: "That fuckboy life about to be repealed. That fuckboy shit about to be repelled" [Essa vida de boy lixo vai acabar. Essa merda de boy lixo vai ser rechaçada]. Desde então o termo apareceu em inúmeras músicas sobre mulherengos e acabou se tornando comum entre millennials para se referir a um homem que transa com mulheres com quem não tem intenção de desenvolver um relacionamento, apesar de seu comportamento indicar o contrário. O termo adquiriu ainda outros sentidos e muitas vezes é usado, assim como a variação "boy lixo", para descrever comportamentos muito mais nocivos do que simplesmente curtir sexo casual.

## Como ser o Boy Lixo perfeito de agora
*Diga que você é péssimo em falar ao telefone e que precisa dar um jeito na vida (mas nunca dê um jeito na vida, nem melhore ao telefone). Cutuque as pessoas no Facebook, mas nunca mande mensagem. Discurse sobre a futilidade de "rotular" um relacionamento. Responda "ooooooooi" sempre que alguém tentar fazer planos com você. Não fale da sua família, nem pergunte sobre a dos outros. Em vez de admitir que estava em um relacionamento, diga que estava "passando um tempo junto" com a pessoa. Passe duas semanas falando pra alguém que ela é a pessoa mais maravilhosa que você já conheceu, depois a bloqueie e se mude para o México. Tenha cabelo bagunçado ou seja careca.*

Toda mulher hétero que eu conheço já namorou um Boy Lixo. São homens que tratam mulheres como brinquedos. Eles têm sérios problemas de comunicação, dificuldade em se comprometer e, normalmente, data de validade de uns dois meses, que é quando se mandam para virar o Boy Lixo de outra pessoa. Contudo, nada no mundo do namoro é simples, e Boys Lixo também podem ser gentis, elogiosos e, bem... muito, *muito* gostosos. Por isso é tão fácil defendê-los. A youtuber Lucy Moon falou desse paradoxo quando conversamos sobre um Boy Lixo com quem ela namorou. "Ele mentia para mim sem parar", contou. "E eu fiquei tão exausta que cheguei ao ponto de realmente não querer mais transar com ele. Então ele fez todo um teatro de culpa e chantagem emocional para me convencer de que eu tinha imaginado tudo aquilo e que ele gostava muito de mim.

Foi uma confusão." É a segunda parte da história que tornou aquele parceiro um Boy Lixo. Ele não era só um homem que tratou mal uma mulher. Era um homem que tratou mal uma mulher e a manipulou para ela acreditar que ele não tinha feito nada de errado. Ele fez Moon questionar o próprio comportamento, não o dele. Estaria ela exagerando? Ou sendo meio melodramática? Talvez até injusta? É esse o problema dos Boys Lixo: eles fingem ser caras legais.

No mundo do namoro moderno, com as novas tecnologias criando inúmeras oportunidades para se comportarem mal, os Boys Lixo estão florescendo. Mas o comportamento deles é sutil; eles não reconhecem que são cruéis e desmerecem qualquer acusação dizendo: "Você está exagerando". Muitas das táticas preferidas dos Boys Lixo têm nome: por exemplo, haunting,[5] que se refere a quem continua curtindo os posts nas redes sociais mesmo muito depois de um término, ou R-bombing, do inglês "read", ou seja, ler e não responder, mesmo sabendo que o outro tem consciência de que sua mensagem foi lida. Esses dois comportamentos são clássicos dos Boys Lixo. Para facilitar – e porque é divertido –, vamos chamar essas dinâmicas de Boylixice. Uma das Boylixices mais brutais é o que em inglês se chama de breadcrumbing, "jogar migalhas de pão", definido pelo dicionário Collins como "dar sinais de que você está interessado em alguém romanticamente, sem intenção de agir de fato". Isso aconteceu comigo e com um Boy Lixo chamado Justin. Ele tinha todos os indícios clássicos de Boy Lixo desde o começo: interessado, educado, cabelo bonito, péssimo em se comunicar. A gente estava saindo fazia uns dois meses quando ele me falou que passaria cinco semanas no Canadá, onde o sinal de celular estaria meio ruim, mas que ele adoraria me encontrar quando voltasse. Nós nos despedimos com um beijo na frente da estação de metrô de Kentish Town e eu voltei para casa com total confiança de que, dali a cinco semanas, eu teria um namorado chamado Justin. Só tive notícias dele seis meses depois. Mas, apesar de Justin não me mandar mensagem, ele curtia todos

---

5 O termo haunting ("assombrar") tem a mesma conotação de "orbiting": não fazer mais parte da vida do outro, mas "assombrá-lo", fazendo-se presente. [N. E.]

os meus posts no Instagram, inclusive minhas fotos de biquíni. Cada curtida (ou, no contexto da expressão, cada migalha) de Justin me fazia acreditar que era só questão de tempo até ele entrar em contato para me convidar para um drinque, quando voltaríamos imediatamente ao nosso delicioso romance. Na verdade, quando ele de fato entrou em contato, foi para me perguntar se eu conhecia alguém para lhe arranjar ingressos para o Festival de Glastonbury.

O Boy Lixo se tornou parte integrante do nosso jargão amoroso, mas é também uma categoria que precisa ser examinada, talvez mais do que nunca. Quando nomeamos algo, o normalizamos. O problema é que Boy Lixo é um termo com marcação de gênero, e normalmente heteronormativo, então esse comportamento só se torna normal para homens héteros, apesar do fato óbvio de que pessoas de qualquer gênero e sexualidade podem ser cruéis e manipuladoras. Eu mesma já tratei homens mal. Tenho certeza de que já joguei umas R-bombs e sei que não estou sozinha. Então por que falamos de Boy Lixo, e não de Mina Lixo? Ou, melhor ainda, a versão mais politicamente correta, Pessoa Lixo? Para responder a essa questão, vamos olhar para a cultura popular.

Em *Segundas intenções*, o Boy Lixo era Sebastian Valmont, um personagem que seduzia mulheres com falas como "Meu Deus, como você é linda, vou te levar para almoçar" e depois acusava essas mesmas mulheres de serem "debutantes insípidas de Manhattan". Em *O diário de Bridget Jones*, é Daniel Cleaver. Em *Alfie: o sedutor*, é, bom, Alfie. Esses personagens traem, mentem, enrolam e manipulam as mulheres em suas vidas. Ainda assim, suas ações quase sempre parecem justificadas – se não romantizadas – graças a seu carisma, seu charme, ou cabelos muito bonitos. Séries de TV também estão repletas de Boys Lixo – Chuck Bass em *Gossip Girl*, Damon Salvatore em *The Vampire Diaries*, Christian Troy em *Nip/Tuck* –, assim como o mundo da música, em que composições como "Blurred Lines", de Robin Thicke, desprezam a autonomia feminina e apresentam o sexo como algo que homens fazem com mulheres, com ou sem consentimento. O problema é que, apesar disso, "Blurred Lines" foi um hit de sucesso, assim como todas as séries e os filmes que mencionei.

Essas atitudes e esses personagens são tão socialmente enraizados que normalmente nem os questionamos. Por isso algumas mulheres esperam que homens se comportem como Boys Lixo, e homens às vezes esperam isso de si mesmos.

Jordan Stephens, ator e cantor do grupo Rizzle Kicks, me contou que já foi um Boy Lixo. "Precisei encarar umas verdades difíceis sobre meu comportamento", disse ele, explicando que o movimento #MeToo o obrigou a reconsiderar como agira em relacionamentos anteriores. "Nunca assediei ninguém fisicamente. Mas eu tinha problemas profundos com intimidade e comprometimento, e também sei reconhecer minha negligência emocional e meu controle coercitivo." Perguntei a Stephens o que ele achava sobre o fato de esses padrões de comportamento serem mais atribuídos a homens do que a mulheres. "São padrões muito nocivos aos homens, e a gente não quer nem saber deles, mas é um espaço criado por expectativas sociais", respondeu. E seguiu discutindo o que acreditava ser a causa central dessas expectativas: "O sexo masculino é fisicamente dominante, biologicamente mesmo. E, para mim, isso leva a uma sensação de ter direito sobre tudo, e ao abuso de poder". Se você, como eu, acredita que homens e mulheres são iguais, a teoria de Stephens pode ser difícil de engolir, pois exige que reconheçamos a superioridade física de homens contra mulheres e aceitemos que isso gera arrogância – o que faz um homem se sentir no direito de tratar mal as mulheres (falarei mais de abuso no capítulo 8), ou, em outras palavras, ser um Boy Lixo. Pelo menos foi esse o argumento de Stephens.

Se você já se relacionou com um Boy Lixo, sabe que é fácil falar que vai se livrar deles, porém é difícil fazê-lo. São aqueles homens que nossas amigas mandam a gente largar, ignorar e superar. Simples. Só que nunca é simples assim, porque, depois de certo ponto, a manipulação, os joguinhos e as idas e vindas constantes entre quente e frio começam a causar impacto, e antes que possamos nos dar conta queremos o Boy Lixo *justamente* porque não podemos tê-lo. Quando sentimos isso por meses, algumas perguntas difíceis são necessárias: por que você continua perto dessa pessoa? Quanto da dor que sofreu nas mãos dela foi facilitada por você? Ou romantizada, ou até mesmo criada? São perguntas que eu me faço há anos.

Jack não me pareceu um Boy Lixo de cara. Ele estava uma série acima da minha na escola. Tinha cachinhos cor de mel e um senso de humor sarcástico. Eu tinha 14 anos quando minha amiga Lucy nos apresentou; ela e Jack estavam conversando no MSN, e ela me pediu que a acompanhasse a um encontro com ele e outro cara da escola. Um dia, Lucy decidiu que preferia o outro cara e disse que eu poderia "ficar" com o Jack, se quisesse. Eu não queria, mas acabamos ficando amigos e descobrimos que morávamos no mesmo canto do norte de Londres. Começamos a sair para caminhar depois da escola, rindo das manias um do outro e compartilhando histórias sobre nossos pais divorciados. Em pouco tempo, passamos a nos encontrar quase toda noite e a papear freneticamente por mensagem no restante do tempo. Não nos beijamos, não sei bem o porquê. Mesmo assim, nossas conversas eram íntimas o suficiente para parecer que estávamos namorando. Isso até eu beijar um amigo dele certa noite em uma festa. Foi um erro de bebedeira, do qual me arrependi profundamente. Mas foi o bastante para Jack encerrar nosso quase namoro. Fiquei devastada. Quando voltamos à escola em setembro, eu estava certa de que ele gostaria de dar mais uma chance pra gente, dessa vez a sério. No entanto, a única coisa pela qual Jack tinha interesse era sair com sua nova namorada, que, infelizmente para mim, mas felizmente para ela, tinha as pernas da Kate Moss e um rosto digno de campanha da L'Oréal.

Eu estava no último ano da escola quando Jack me mandou uma mensagem no Facebook, perguntando se eu queria dar uma volta pelo nosso bairro no carro novo dele. Fazia dois anos que não nos falávamos, e, apesar do que eu dissera para mim mesma e para meus amigos, o que eu sentia por ele não tinha mudado. Então aceitei a volta de carro. A partir daí, passamos a nos encontrar a cada poucas semanas. Ele me chamava para tomar um café e reclamar da namorada, que passara a ser uma pessoa "difícil". Eu fingia gostar do café e o ouvia resmungar sobre como a sósia da Kate Moss era bagunceira e tratava a mãe dele meio mal. Eu me convenci de que era um partido melhor do que ela. Sou limpinha, amigável com mães e, no geral, uma boa pessoa. Era eu quem deveria ficar com ele, não ela.

Na prática, nossos encontros eram inofensivos. Nunca nos aproximávamos demais, mal nos abraçávamos para nos cumprimentar ou nos despedir. Mas eu sempre ia embora remoendo todos os detalhes – cada conversa, pergunta, olhar –, como se cada um deles tivesse significado. Um significado enorme que eu nunca sabia articular. Certa noite, Jack me chamou para beber em um pub. Era a primeira vez que nosso encontro envolveria álcool. Achei esquisito. Ele se sentou ao meu lado em um banquinho na parte externa do bar, me ofereceu seu cachecol quando fiquei com frio e, depois de andar comigo até minha casa, me beijou. No dia seguinte, uma mensagem: "Faz seis anos que espero esse beijo. Não posso negar o que sinto por você".

Não tive mais notícias dele por meses. Mensagens no Facebook e no celular ficavam sem resposta; ligações caíam na caixa postal. Só o vi de novo na festa de um amigo em comum, seis meses depois, mas ele nem me cumprimentou até sairmos da festa e pegarmos o mesmo ônibus de volta. Estranhamente, no minuto em que nos afastamos do grupo, retomamos nossa dinâmica, papeando como se nada tivesse acontecido. Na frente da minha casa, ele me beijou de novo.

Os anos posteriores seguiram mais ou menos esse padrão. Jack e eu passávamos meses sem nos falar, mas de vez em quando o nome dele piscava no meu celular, com uma piada sobre nosso pub local ou sobre um tweet que eu havia postado. Às vezes ele me parabenizava por conquistas profissionais ou me desejava um feliz aniversário. Eu analisava as minúcias de todas as mensagens que ele mandava, da escolha de palavras à ortografia. Às vezes saíamos para beber e conversar, mas nada acontecia. Também nos esbarrávamos vez ou outra, e eu sempre arranjava um sinal ao qual me agarrar. Como em uma festa de aniversário de 21 anos, em que ele falou que, se tivéssemos namorado na adolescência, provavelmente ainda estaríamos juntos. Ou a vez que nos vimos no pub, quando ele me contou um segredo que alegou nunca ter contado para ninguém. Minhas amigas diziam que eu era louca por me agarrar a uma paixonite adolescente, e que Jack não era nada além de amigável e educado.

Talvez fosse mesmo, mas eu encontrava um significado transcendente em tudo que ele me dizia. Nunca falávamos sobre as pessoas com quem namorávamos, apesar de um dia eu ter ficado sabendo que ele e a sósia da Kate Moss tinham terminado, o que se encaixava bem na narrativa que eu formara na minha cabeça. Jack e eu estávamos destinados a ficar juntos, mas teríamos que superar alguns obstáculos, porque é assim que funciona o amor: demora mesmo, e é complicado mesmo, e isso tudo só faz a coisa toda ser mais significativa.

Nós não nos falamos mais. Às vezes eu pergunto como ele está, e ele me dá uma resposta educada. Mas ele nunca puxa papo comigo. Com o tempo, ele parou de me chamar para beber e, sempre que eu o convidava, ele aceitava, mas cancelava no último minuto. As mensagens de parabéns também foram ficando escassas, assim como as piadas esporádicas. Ainda não sei descrever o que aconteceu com a gente. Jack foi uma pessoa importante na minha vida por muito tempo. Eu tinha carinho e respeito por ele, gostava muito dele. Mas era amor ou uma paixonite? E ele era um Boy Lixo? Ou eu o transformei em Boy Lixo para racionalizar minha obsessão pelo nosso relacionamento inexistente? Nem agora sei responder a essas perguntas, porque nunca soube o que Jack sentia por mim ou se qualquer uma das coisas que importavam tanto para mim importavam também para ele. Ainda não sei.

capítulo 2

# QUANDO O SINAL AZUL ACENDE UM ALERTA VERMELHO

Quando David disse que ia "passar uns dias longe do celular", fingi inveja.

– Ah, que legal, eu adoraria poder passar um tempo longe do celular – respondi sem hesitar. – Que ótima ideia. Aproveite a solidão.

Na verdade, fiquei um pouco magoada e chocada. Nós tínhamos saído apenas quatro vezes, mas eu já estava imaginando se no bufê do nosso casamento ele preferiria peixe ou uma entrada vegetariana. Pretensamente presumi que ele sentia o mesmo, mas o fato de David não querer falar com ninguém, muito menos comigo, por alguns dias dava outra impressão. Entendi que aquele devia ser o jeito que ele encontrara para me dar um fora, e que era melhor eu ficar feliz por ele ao menos ter tido a bondade de inventar uma mentira que justificasse não responder mais às minhas mensagens.

Em média, as pessoas passam três horas e 15 minutos no telefone todo dia, o que não parece tanto assim. Mas pense bem. Se você não estiver usando o celular, ele provavelmente estará no seu bolso, na sua mesa de trabalho enquanto você usa o computador ou na mesa de jantar durante as refeições. Raramente passamos mais do que alguns minutos longe das telas. Neste mundo hiperconectado, a sociedade espera que fazer contato seja possível a qualquer momento – o que normalmente é verdade –; por isso a mensagem de status automática no WhatsApp é, literalmente, "disponível". Operamos em um Ouroboros de comunicação, então, quando alguém quebra o ciclo, como David fez, pode soar esquisito, especialmente porque, a não ser que a gente entre em uma máquina do tempo e volte para o século XIX, é algo *impossível*.

Antes de seu sumiço digital, David pediu que eu mandasse alguns dos meus artigos para ele ler quando voltasse. Imediatamente rascunhei uma mensagem no meu bloco de notas do celular, apresentando três artigos que eu escolhi cuidadosamente com base nos interesses dele. Esperei quatro dias para mandar, supondo que, àquela altura, ele já teria voltado a usar o celular. No entanto, o WhatsApp não entregou minha mensagem, deixando uma marquinha cinza solitária e tristonha onde eu esperava ver duas marquinhas azuis e alegres. David provavelmente tinha escondido o celular em um armário debaixo da escada. Talvez tivesse perdido o aparelho, ou sido roubado. Era de esperar. Tá tudo bem. DE BOA!

Dois dias se passaram, e aquela marquinha cinza ainda me encarava. Foi aí que pesquisei no Google: "Como saber se fui bloqueada no WhatsApp?". O Google me contou que, se eu tivesse sido bloqueada, veria só uma marquinha cinza ao lado das minhas mensagens.

Pensar que alguém podia me achar tão repulsiva a ponto de não suportar nem receber minhas mensagens me deixou fisicamente doente de insegurança. Claro que eu já ouvira falar nisso. A gente sai com alguém algumas vezes, acha que está indo tudo bem, e, do nada, a comunicação é completamente interrompida. A gente se sente triste, patética e humilhada, e as amigas vão todas contar que "conhecem uma garota que sofreu ghosting". Depois de uma semana aquela marquinha estava me assombrando, a ponto de eu não conseguir pensar em mais nada. De repente tudo parecia cinzento, do vagão do metrô aos copinhos de café na copa do escritório. Juro por Deus que até um pelo pubiano cinza eu encontrei. POR QUE ERA TUDO CINZA?

Enquanto eu estava ocupada vendo cinza por todo lado, David provavelmente conhecera outra mulher. Alguém que não passava a noite perguntando para o Google "Por que as pessoas fazem ghosting?", "O que ghosting diz sobre você?" e "Como você sabe se está namorando um sociopata?".

Eu me convenci de que não estava pronta para um relacionamento e que David obviamente também não estava. Que era melhor assim, porque eu era uma mulher forte e independente que não precisava de homem nenhum – especialmente um como David. Duas semanas depois, meus encorajamentos vazios estavam acabando. Foi quando vi. A marquinha cinza tinha se transformado em duas marquinhas cinzas. Duas horas depois, as marquinhas tinham ficado azuis. David finalmente lera minha mensagem. Soltei um grito. "GENTE", mandei para o grupo do WhatsApp que tenho com quatro das minhas melhores amigas, Lola, Ella, Bethan e Lexi – um ex-namorado da Ella escolheu o nome do grupo, "Cock Warriors" [Guerreiras do Pau], seis anos antes, e por algum motivo nunca mudamos. "Ele leu minha mensagem. Não sou um ser horrivelmente repulsivo e sem graça." Elas me deram parabéns e nos deliciamos com meus novos sentimentos de alegria e autoestima. David levou mais cinco dias para responder.

De forma geral, confirmações de leitura não são um problema. São uma parte superficial da nossa vida digital: é útil saber se um colega ainda não leu um aviso urgente de trabalho ou se um parente ainda não recebeu o convite para almoçar. Mas é um sofrimento insuportável saber que a pessoa de quem estamos a fim ainda não leu a piada sobre queijo que mandamos. Ou, pior, que leu, mas ignorou por cinco dias. Apesar de parecerem inofensivas, confirmações de leitura podem contribuir enormemente para a ansiedade que sentimos em relacionamentos. Elas apareceram inicialmente nos produtos da Apple em 2011, mas agora são parte de quase todas as maiores plataformas de redes sociais, incluindo WhatsApp, Instagram e Facebook, três que têm o mesmo dono. Muitas pessoas já escreveram de forma mais ampla sobre o impacto negativo desses avisos no nosso estado mental, mas poucas exploraram como as consequências são dez vezes piores no contexto dos relacionamentos.

Quando começamos a sair com alguém, ainda no estágio inicial, já sentimos ansiedade. Questionamos cada conversa e comentário, dando às nossas inseguranças muito espaço para crescer. E, como a graça do flerte está na insinuação – tudo que é implícito é mais sensual do que aquilo que é dito expressamente –, muitas vezes não sabemos se a outra pessoa está nutrindo os mesmos sentimentos que nós. Nos embolamos em uma rede de dúvida, nos perguntando "Será que eu soei pretensiosa demais ao falar dos meus livros preferidos?", "Será que eu perguntei demais sobre a família dele?" e "Será que eu falei demais sobre a *minha* família?". Somando esse processo à dinâmica de mensagens instantâneas, a cacofonia de dúvidas chega a um grau ensurdecedor, já que suscita ainda mais questionamentos.

O maior problema das confirmações de leitura é que elas possibilitam que a gente saiba quando está sendo ignorada. É o equivalente a se aproximar de alguém, fazer uma pergunta e ver a pessoa dar as costas e ir embora, sem resposta alguma. É claro que ela pode ter entrado em uma reunião urgente, atendido uma ligação ou corrido para tirar um bolo do forno, mas não temos como saber até que nos conte. Tudo o que temos é a mensagem sem resposta imediata. Isso pode ser desgastante quando sentimos atração pela pessoa, porque tudo o que queremos é conversar com ela, saber dela e compartilhar coisas com ela. O que queremos é saber se nosso sentimento é correspondido, mas a mensagem sem resposta dá a entender que a pessoa tem coisa melhor para fazer. E passamos a desejar ainda mais sua atenção.

A modelo Immy Waterhouse descreveu esse sentimento para mim como um "microtrauma". "Com ou sem a confirmação de leitura, depois de certo tempo a gente sabe que a pessoa viu, porque estamos todos sempre grudados ao celular. Quando alguém lê minha mensagem e não responde, fico remoendo aquilo e me convenço de que a pessoa talvez tenha sofrido um acidente ou morrido. E, conforme as horas e os dias passam, acabo aceitando o choque de realidade de que talvez não fosse mesmo para acontecer."

Essas inseguranças e frustrações não são exclusividade dos solteiros. A escritora e jornalista Lisa Taddeo me falou que se irrita quando o marido, com quem está casada há oito anos, lê suas mensagens e esquece de responder. "Por vezes envio uma pergunta importante para mim, ele vê a mensagem e, independentemente de ter ou não uma resposta para me dar (ou simplesmente por não querer lidar comigo), não me responde. Por exemplo, se eu envio 'Você ajudou nossa filha no dever de matemática hoje?' e ele não ajudou, talvez adie a resposta até ter resolvido o assunto, para evitar minha irritação. Mas a situação me deixa chateada. Eu gostaria que ele respondesse 'Ainda não, mas vou resolver esse assunto daqui a pouco', ou mesmo 'Não, e não estou a fim'". Porque essas respostas demonstrariam que ele deu atenção à minha pergunta. Mas não é bem essa a questão."

As coisas ficam especialmente complicadas quando se misturam várias plataformas de mensagem. O comediante e podcaster James Barr chegava a passar horas angustiado porque o namorado levava um dia todo para responder no WhatsApp, então checava quando ele tinha entrado pela última vez no Instagram. "Ele quase sempre tinha ficado on-line dois minutos antes", contou. "Eu pensava: 'Meu namorado está fazendo ghosting'. Claro que não é lá muito 'saudável' passar o dia obsessivamente checando o Instagram de alguém – e eu também entrava para checar seu perfil no Facebook e no Snapchat. Às vezes eu até baixava de novo o Happn, o aplicativo em que a gente se conheceu, para verificar se ele tinha voltado a usá-lo para procurar alguém novo." Barr justificou sua ansiedade pelo medo da traição. "É um medo constante e eu penso nisso sem parar, até encontrar evidências suficientes para provar que estou certo. No fim, o fato de que esse meu namorado da época nunca tinha tempo para responder a uma foto minha seminu e gostoso me levava a dar um piti tão grande que eu decidia interromper o ciclo de ansiedade e ligar para ele. 'Como você tem tempo para curtir a foto de um cara com uma iúca entre as pernas no @boyswithplants, mas NÃO para responder à mensagem do seu namorado?!' Silêncio. Obviamente não existe resposta razoável para uma pergunta como essa. Talvez ele adore plantas. Ou talvez não goste tanto de mim. De todo modo, a gente terminou. Eu entendi que, mesmo que fosse uma necessidade irracional, eu precisava de resposta – e me respeito o suficiente para saber que minha flor é mais importante."

Claro que o contrário também acontece. Vamos supor que você está tentando se fazer de difícil. Melhor ainda: está fazendo papel de Garota Legal. Tem jeito melhor de se fingir de desencanada do que ignorar as mensagens de alguém? Como eu falei, dar a impressão de estar indisponível vai (provavelmente) fazer com que te desejem ainda mais.

É estranho o significado que atrelamos ao tempo de resposta. Para muitas pessoas, isso se tornou um termômetro de interesse, como no caso de Barr, ou de comprometimento, como no caso de Taddeo. Se alguém de quem gostamos responde imediatamente, interpretamos essa agilidade como comprovação de reciprocidade. Se demora para responder, supomos que o sentimento não é correspondido. Ou, pior, que a pessoa nos é completamente indiferente, o que pode ser ainda mais frustrante.

No meu caso, esse modo de pensar começou na adolescência, quando eu e minhas amigas fazíamos algo que hoje chamam de "joguinho da espera". Se você não sabe do que se trata, ou insiste que nunca praticou, está errada, ou simplesmente em negação. Todas nós já fizemos isso. Tradicionalmente, o "joguinho da espera" determina que você deve demorar mais do que a outra pessoa para responder. Por exemplo, se a pessoa de quem você está a fim demora 20 minutos para responder, você deve levar mais de 30 minutos. Se ela leva cinco, você pode levar sete, mas seria melhor esperar um pouco mais. Na verdade, quanto mais esperamos, melhor. A espera, sugere o jogo, vai dar a impressão de que você é desencanada, ocupada e importante. Você parece indisponível, intrigante e, bom, sedutora. É claro que isso é ridículo, absurdo e, bom, infantil. Contudo, eu gosto de acreditar que é simplesmente natural, já que faço esse joguinho desde muito nova.

Uns anos atrás, conheci um fotógrafo muito gato em uma festa chique de uma revista na qual não fazia sentido nenhum eu estar. Nossos caminhos se cruzaram por alguns minutos perto do banheiro e mantivemos um flerte pelo WhatsApp. Não foi suficiente para proporcionar um encontro ao vivo, mas certamente bastou para eu fantasiar com a gigantesca mansão em Beverly Hills onde moraríamos depois de nos casarmos em um castelo francês com uma enorme geladeira lotada de límpidos vinhos rosé. Apliquei o joguinho da espera à perfeição. Se ele levava 22 minutos para responder à minha mensagem, eu levava 25. Se ele levava quatro, eu levava seis – ou dez, se me sentisse especialmente tranquila. E assim por diante. Quando ele parou de me responder, fiquei devastada. Tanto que, dois dias depois de a minha mensagem perguntando sobre os planos para o fim de semana continuar apenas com os sinais azuis de leitura, cometi o pecado capital das mensagens: mandei outra. Ele leu quase imediatamente, mas não respondeu. Três dias depois, mandei mais uma. E outra ainda. Eu estava possuída.

A mensagem dupla, tripla ou, no meu caso, quádrupla é o tipo de coisa contra a qual suas amigas vão argumentar fortemente. É tão constrangedor que eu quase espero que você leia este capítulo bem distraidamente, para eu não passar vergonha. A humilhação que senti com a ausência de resposta diante das minhas quatro mensagens foi insuportável. Eu queria abraçar os joelhos, abaixar a cabeça e me esconder debaixo de um cobertor até meu rosto parar de arder. Deletei a conversa inteira e fingi que nada tinha acontecido. O pior da saga é que eu sei como é receber duas mensagens seguidas (não posso dizer que já recebi três, muito menos quatro), e as conclusões às quais chego não costumam ser bondosas. Palavras que me ocorrem incluem "afoito", "esquisito" e, pior ainda, "desesperado". Ninguém quer que tais adjetivos estejam atrelados ao próprio nome. Então por que mandamos mensagens duplas?

Fiz essa pergunta para o grupo Cock Warriors e para mais algumas amigas. "Eu mando mensagem dupla porque sou impaciente pra caralho", respondeu uma delas. "Prefiro confirmar se estão me evitando ou não." Outra amiga me disse que nunca mandaria mensagem dupla, porque odiaria que a pessoa soubesse que ela estava definitivamente interessada. "Estraga todo o mistério", disse ela. "Não é atraente saber que alguém, sem sombra de dúvida, está interessado em você." Todos os homens com quem conversei afirmaram que jamais mandariam mais de uma mensagem seguida, com exceção de um: "Não ligo de soar carente, porque sei que não sou", disse ele. "Se eu mandar outra mensagem, é porque tenho mais a dizer."

E quanto a receber uma mensagem dupla? "Se for de alguém com quem estou só papeando em um aplicativo, acho meio esquisito", disse uma pessoa. "Não estamos conectados direto nos aplicativos de namoro, diferentemente do WhatsApp ou do Instagram. Eu nem deixo ligadas as notificações do Hinge. Mas se a mensagem dupla for de alguém com quem eu já saí, ou que eu conheço, acho tranquilo. Mas não é muito interessante; eu interpretaria como sinal de que a pessoa definitivamente gosta de mim, o que me desanimaria um pouco."

O consenso entre todas as pessoas com quem conversei foi que mandar mensagem dupla não é o fim do mundo, mas também não é lá algo muito bom. Contudo, o contexto é importante. Se você estiver em um bom fluxo com alguém – por exemplo, já naquele vaivém de flerte envolvendo emojis de berinjela – e a pessoa de repente parar de responder do nada, é esquisito. Então talvez você mande mais uma mensagem para que a pessoa tenha uma nova oportunidade de responder, pra não deixar o papo morrer. Outro motivo muito válido para mandar mais de uma mensagem é corrigir um erro de digitação, ou esclarecer um argumento. Às vezes, no entanto, como disse Immy Waterhouse, a gente só quer mandar outra mensagem pra checar se a pessoa não morreu. Caso você esteja se perguntando, o fotógrafo não respondeu a nenhuma mensagem – e, não, ele não morreu, eu pesquisei no Google. Lamentei a perda do nosso casamento francês chiquérrimo regado a vinho rosé.

Não temos como escapar das armadilhas da comunicação moderna. Ainda que seja possível passar uns dias longe do celular, como o David (e ainda não sei como alguém faz isso sem perder os amigos e o emprego), em pouco tempo terá de voltar a usar o aparelho. E se enganam aqueles que acham que podem escapar das astutas garras das mensagens desativando a confirmação de leitura. As plataformas como WhatsApp, Facebook e Instagram têm um recurso que permite saber quando a pessoa esteve on-line pela última vez, o que pode funcionar mais ou menos da mesma forma que a confirmação de leitura: que a pessoa viu a mensagem, porém optou por não a responder, mas respondeu à de outra pessoa. Felizmente você também pode desativar essa função, o que não encerra a batalha psicológica. Por mais funções que a gente desative em plataformas de mensagem, quase sempre dá para ver se alguém está on-line, o que, de certa forma, é a função mais *Black Mirror* de todas essas.

Imagine que você está mandando uma mensagem para alguém no WhatsApp, talvez pensando em como convidar a pessoa para sair, se demorando enquanto pensa em como escrever. Você já digitou algo como: "Que tal a gente se encontrar? Você está livre no dia...", quando de repente a palavra "on-line" aparece. MEU DEUS DO CÉU! ELE TÁ ME VENDO. SERÁ QUE TÁ ME VENDO? SABE O QUE ESCREVI? CONSEGUE LER MINHA MENTE? Situações desse tipo já me fizeram derrubar o celular em lugares bem desagradáveis, incluindo o vaso sanitário e a banheira – e até, certa vez, na minha própria cara.

Em muitas plataformas, também conseguimos ver quando alguém começa (e para) de digitar uma mensagem. Talvez estejamos tão acostumados com esse tipo de comunicação invasiva que nem paramos para questionar essa dinâmica – algo que devemos urgentemente fazer. Porque saber exatamente quando alguém começa a formular um pensamento não é só algo inteiramente desnecessário, é esquisito pra caralho. Essa função (que não pode ser desativada na maioria das plataformas) basicamente convida alguém que talvez estejamos conhecendo a adentrar nossa psiquê, preparar um chazinho e remexer nossa gaveta de calcinhas. Em outras palavras, é uma drástica invasão dos nossos pensamentos mais íntimos, afinal, o que falamos é público, mas o que pensamos é particular – ou pelo menos deveria ser.

No iMessage, vemos um balão com reticências quando alguém está digitando uma mensagem. Em uma entrevista para mim, Charly Cox descreveu esse balão como "ansiedade visual se intensificando três pontinhos por vez". "A não ser que seja uma amiga prestes a contar alguma fofoca, tenho que fechar o aplicativo assim que mando minha mensagem", disse ela. A ansiedade piora quando ela vê alguém parar de digitar e começar de novo, para que essa nova mensagem também não seja enviada. "O que decidiram não me contar? O que está tão ruim que precisa ser editado? As possibilidades que meu cérebro é capaz de criar são absurdas e imediatamente enfiam minha cabeça em uma máquina de lavar de ódio internalizado. Imagine ser capaz de enxergar as engrenagens da cabeça de alguém formulando uma resposta em uma conversa cara a cara? Acho que eu nunca mais diria nada."

Mensagens instantâneas não são novidade. Quando eu tinha dez anos, eu e meus amigos voltávamos da escola e nos reuníamos no MSN, onde conversávamos por horas. Ali, na privacidade do bate-papo em que usávamos apelidos do tipo "lilmizmiller" e "wonderwall4eva", falávamos livremente, longe dos olhos e ouvidos atentos dos nossos pais. Era emocionante.

Mas essa experiência não tem paralelos com a de mensagens instantâneas de hoje em dia. Na época, conversar por mensagens era uma atividade muito mais consciente. Para usar o MSN, por exemplo, precisávamos nos sentar na frente do computador, abrir o programa e ficar com ele aberto durante todo o tempo em que estivéssemos conversando. Agora, visto que estamos quase sempre com o celular, nos tornamos comunicadores passivos. Não precisamos abrir WhatsApp, Facebook, Instagram, nem nenhuma outra plataforma para receber notificação. Estamos acessíveis 24 horas por dia, sete dias por semana. É por isso que não faz sentido quando alguém diz "Desculpa por não responder, eu mando muito mal em comunicação por celular". É um paradoxo. Se você tem celular, você está disponível. No MSN, você podia perder uma mensagem se não estivesse logado na hora, mas não é o caso do celular porque – e essa é a parte mais *Black Mirror – estamos sempre logados.*

Ouvi muitas vezes a desculpa de "mandar mal no celular". E não só de Boys Lixo (ver capítulo anterior), mas também de amigos. Só recentemente notei que não tem nada a ver com "mandar bem ou mal". É, na verdade, uma declaração de arrogância. Arrogância pura e simples, que leva alguém a acreditar que o próprio tempo tem mais valor do que o dos outros. Uma coisa é ler uma mensagem e responder algumas horas depois, quando acabar uma reunião ou o jantar com um amigo. Mas é inteiramente diferente deixar uma série de mensagens sem resposta por vários dias, sem explicação além do autodiagnóstico de "mandar mal no celular". O pior é que, ao usar essa desculpinha, a pessoa abre mão da própria responsabilidade, e gente como eu cai nessa ladainha toda vez.

A ironia é que as mensagens instantâneas deveriam facilitar a comunicação. Quando podemos enviar e receber mensagens em segundos, a troca se assemelha mais à interação ao vivo. Um pensamento pode simplesmente levar a outro, desenrolando uma troca mais fluida. As plataformas de mensagem foram feitas para isso. Quando as utilizamos no campo do namoro, sem "joguinho da espera" e sem deixar as mensagens sem resposta, pode ser maravilhoso, especialmente por ser espontâneo e dar à conversa maior impressão de verossimilhança. Podemos reagir rapidamente e de forma mais autêntica, em vez de ficar horas pensando em como construir uma frase e/ou mandar rascunhos de mensagens para vários grupos de WhatsApp aprovarem – o que quase sempre faço quando estou começando a sair com alguém.

A questão é que mensagens não necessariamente atrapalharão o relacionamento, desde que você e a outra pessoa as usem de forma semelhante. A compatibilidade para mensagens é um tema pouco explorado no que diz respeito a namoros, o que é estranho, considerando como é fundamental. Se você prefere responder rápido, vai esperar respostas igualmente rápidas. Por outro lado, se prefere fazer sem pressa e responder horas, ou até dias, depois, pode achar difícil entender alguém que exige mais agilidade. O tamanho das mensagens também importa. Quem se comunica em ritmo mais lento pode preferir mensagens mais longas e ponderadas. Enquanto aqueles mais ágeis talvez prefiram mensagens mais curtas e espontâneas.

Quando conversei sobre esse assunto no meu podcast com o escritor Jack May, ele comentou que a forma como alguém usa o celular e se comunica digitalmente é indicativa de sua personalidade. "É estranho falar de mensagens como se fosse uma coisa separada, desconectada de quem somos como pessoas – obviamente, a forma como trocamos mensagens e nos comunicamos é totalmente ligada à nossa personalidade. Então, se você conversa com alguém que se comunica por mensagem de forma completamente diversa, ou é sinal de que vocês são pessoas inteiramente diferentes, ou de que um gosta muito menos do outro." Ironicamente, se for o segundo caso, muitas vezes nos convencemos de que é o primeiro, porque é mais fácil de digerir. Eis algumas desculpas que as pessoas dão nesse contexto: "Sou mais de falar por telefone", "Prefiro conversar pessoalmente", "Mensagem de texto é 'careta demais'". May disse que muitas vezes se deixou convencer por essas desculpas quando alguém demorou para responder. "O que estava de fato acontecendo era que o cara não estava interessado. E acho que é muito fácil arranjar essas desculpas, tipo 'Ah, ele só usa o Facebook de uma forma diferente de mim, responde uma vez por dia, tranquilo'. Até que, semanas depois, quando ainda está comendo potes inteiros de sorvete sozinho, você finalmente acorda pra vida."

Quando gravamos esse episódio, eu estava namorando um cara que não tinha smartphone. Vamos chamá-lo de Bruno. Nossos únicos meios de comunicação eram SMS e telefonemas, que são, por natureza, ferramentas mais lentas. Nossa compatibilidade de mensagem era péssima. Bruno preferia mandar mensagens longas de dias em dias, enquanto eu preferia pular dos nossos filmes preferidos para o que ia comer no almoço em meros minutos. Mas eu só vejo isso em retrospecto. Na época (e dá para ouvir no podcast), falei para os ouvintes que adorava o fato de Bruno ter um tijolão, em vez de um smartphone. Eu me gabei das vantagens: "A gente consegue pensar bem no que diz", "É mais verdadeiro" e "Vira o relacionamento moderno de ponta-cabeça". Como muitos millennials, eu tinha um fetiche por autenticidade, o que significava rejeitar a tecnologia moderna em nome de algo menos avançado, como se isso desse mais significado à coisa. Só agora percebo que eu provavelmente fazia isso como forma de autopreservação, desenvolvida ao longo de anos de angústia sobre marquinhas azuis e cinzas, para me convencer que eu e Bruno éramos um bom par – quando obviamente não éramos.

Teria sido mais tranquilo se Bruno gostasse de conversar por telefone, o que não era o caso. No nosso único telefonema, ele ficou travado e constrangido, e tenho certeza de que o escutei digitar no computador enquanto conversava comigo, o que não me surpreende. O advento das plataformas de mensagem transformou um simples telefonema em comunicação arcaica. É por isso que millennials são conhecidos por odiarem telefonemas, e este é um fato documentado: não sei quantas formas ainda existem de escrever artigos com manchetes do tipo "Por que millennials odeiam telefonemas?" – acredite, são muitas.

Uma pesquisa recente descobriu que 75% dos millennials ativamente evitam telefonemas porque "consomem tempo demais".[6] Além disso, 81% disseram sentir ansiedade antes de fazer um telefonema. E tudo se exacerba quando o telefonema é com alguém de quem estamos a fim. Sempre achei que amava telefonemas. Eu dizia a mim mesma que preferia telefonemas a mensagens, porque, de novo, me parecia algo mais autêntico. Percebi que eu estava drasticamente equivocada quando um artista lindo com quem eu estava trocando mensagens havia algumas semanas decidiu me ligar num sábado de manhã. A gente já tinha saído algumas vezes, mas aquele era nosso primeiro telefonema. O papo fora timidamente marcado com a desculpa de ser uma "sessão de terapia" para ele me ajudar com um obstáculo profissional. Até então, nossa conversa fluíra por mensagem. Com apenas poucas trocas pelo WhatsApp, já tínhamos desenvolvido nosso próprio vocabulário, com códigos e piadas internas. Ele morava em São Francisco, e nossa diferença de fuso horário era enorme, então muitas vezes conversávamos enquanto eu estava no trabalho e ele, prestes a ir dormir. Eu vivia dizendo para ele parar de me incomodar, mesmo sendo bem óbvio que eu queria que ele me incomodasse o dia todo.

Infelizmente nossa conexão não se transportou para o telefonema. No minuto em que ele disse "alô", reparei que gostava muito dele e

---

6 A empresa estadunidense BankMyCell entrevistou mais de 1.200 pessoas entre 22 e 37 anos em outubro de 2018.

fiquei travada de nervosismo. Enquanto ele falava alegremente sobre sua bebida preferida (rum) e os livros que estava lendo (como *O curso do amor*, de Alain de Botton), eu estava apavorada, com medo de soar boba ou ignorante, então não pude dizer nada além de uma ou outra interjeição do tipo "legal" e "que bom". Fez-se um momento de silêncio entre nós, e eu decidi preenchê-lo imediatamente com alguma coisa fabulosamente engraçada. Só que eu não consegui pensar em nada na hora e acabei falando alguma besteira sobre aulas de direção. Ali estava eu, me achando toda superior por me interessar por "conversas de verdade", quando na verdade eu não passava de outro clichê millennial cuja confiança era minada por interações ao vivo.

Passei dias tentando entender o problema. Talvez eu fosse socialmente incapaz. Talvez não devesse conversar por telefone. Ou talvez aquele artista fosse simplesmente lindo demais para eu sustentar o ar de normalidade na conversa. Acabei notando que era uma questão de controle. Ainda que eu normalmente respondesse rápido para ele, por mensagens de texto eu tinha um tempinho para refletir sobre o que diria. Eu podia escrever e reescrever minhas respostas espertas 50 vezes, se quisesse. Em outras palavras, eu podia me dar ao luxo de parar para pensar, sem que essa pausa significasse cinco minutos de silêncio constrangedor. Era com aquilo que eu estava acostumada, então, quando foi arrancado de mim no telefonema, fiquei à deriva.

Mas eis a exceção: se duas pessoas se gostam, uma conversa meio esquisita por telefone não é o fim do mundo. Claro que nossa primeira conversa com alguém tem seus momentos constrangedores, afinal, são duas pessoas que ainda estão se conhecendo. Entender o ritmo do outro leva tempo. Se o artista gostasse de mim, teria ligado de novo, mesmo com aquele embaraçoso primeiro papo. Ele teria achado minha piadinha sobre autoescola fofa, em vez de humilhante. E teria achado bonitinho, até lisonjeiro, eu estar nitidamente tímida.

Alguns meses depois desse telefonema, transei com o tal artista. E foi aí que voltei a conversar por telefone com as pessoas.

Quando alguém de quem gostamos não se comunica da forma como esperamos ou desejamos, sentimos ansiedade. Muitas das questões que descrevi neste capítulo seriam extintas se as duas pessoas tivessem o mesmo estilo de mensagem e a mesma abordagem para telefonemas. E, claro, talvez nada disso importasse se essas duas pessoas gostassem uma da outra na mesma medida. O problema é que, quando estamos no início da comunicação com alguém de quem estamos a fim, ainda não sabemos como é o estilo da pessoa, o que nos leva a analisar todas as conversas como se fossem dissertações universitárias. Nós nos agarramos a cada comentário e vírgula e os usamos para tecer tapeçarias inteiras da história de vida daquela pessoa. Fazemos tempestade nos menores copos d'água, dependendo de como ela usa ponto e vírgula, abrevia palavras ou manda beijos.

Esse comportamento não quer dizer que você é estranha, obsessiva ou está desesperada. Significa apenas que você é normal, que está se comportando exatamente como as plataformas de mensagem querem. Por que você acha que inventaram confirmações de leitura? O acesso a esse grau de detalhe nos mantém grudados ao celular. Nos leva a abrir os aplicativos o tempo todo, mesmo sem receber notificações, para conferir se a marquinha ficou azul ou se a pessoa está on-line. O que essas plataformas fizeram foi usar o poder da pressão social para nos viciar. Juntando isso com a paixão, sinônimo de obsessão, não é de surpreender que nos comportemos dessa forma.

É hora de compreendermos tudo isso e termos mais paciência conosco. Sei que passei tempo demais me castigando por sofrer por causa daquelas marquinhas azuis, ou por mandar mensagens quádruplas, ou por fazer o "joguinho da espera". Pensar assim nutre ódio interno. Faz com que nos sintamos loucas ou delirantes simplesmente por nos preocuparmos com o que fomos ensinadas a nos preocupar. Mas pensar demais não é algo grave. E é melhor ainda se permitir sentir profundamente. Se não o fizéssemos, nunca nos apaixonaríamos.

capítulo 3

# #COUPLEGOALS[7]

Eu tenho um problema com "chamar na DM". O problema não é com a atitude de mandar uma mensagem particular para alguém no Twitter ou no Instagram (o que vou elaborar depois), mas com a expressão em si: "chamar na DM" dá a impressão de um gesto casual, um convite furtivo, um simples alô... Mas sabemos que não é bem assim. No contexto em questão, a mensagem não é sobre amenidades, como o clima ou o que comeu no café da manhã. Em suma, "chamar na DM" está mais para "chamar na chincha": a gente "chama alguém na DM" porque quer transar – o que não tem nada de casual, nem sutil.

A DM é uma forma bem particular de comunicação. Se queremos ligar para alguém, ligamos. Se queremos mandar uma mensagem, mandamos. Se queremos ligar ou mandar mensagem para alguém cujo número de telefone não sabemos, chamamos na DM. É por isso que as DMs costumam ser direcionadas às pessoas que admiramos de longe. Às paixonites de adolescência que nunca superamos. Aos

---

7 Livremente traduzido como "Meta de Casal", expressão (e hashtag) usada para se referir a um casal cujo comportamento você almeja. [N. E.]

colegas com quem trocamos olhares na lanchonete. Às celebridades com as quais sonhamos.

No Twitter, há restrições para DM; a maioria das contas só aceita mensagens privadas de seguidores. Essa configuração recentemente foi permitida também no Instagram, mas a maioria das pessoas não a usa. Isso significa que, de forma geral, qualquer um pode mandar mensagem para qualquer um, independentemente do número de seguidores ou de quem a pessoa seja. Então, sim, "o cara gato de olhos azuis" do departamento de contabilidade tem as DMs abertas, assim como o Justin Timberlake. E a Madonna. E o Barack Obama. Dá para mandar mensagem para eles, e, em teoria, eles podem responder. Quando mandamos uma DM para quem não seguimos, a mensagem vai parar na pasta de "solicitações", que o usuário tem que "aceitar" antes de responder. A pessoa pode ler, mas quem mandou só saberá se a mensagem for aceita. É claro que, quanto mais seguidores alguém tem, mais solicitações recebe e, portanto, provavelmente ignora algumas tantas, o que não impede ninguém de se convencer de que tem uma chance com as celebridades preferidas, especialmente depois de umas taças de vinho. Eu perguntei no Twitter quem já tinha tentado flertar com celebridades. Muita gente respondeu, várias especificando que estavam meio bêbadas. Uma pessoa mandou isto para o cantor George Ezra: "Pensando aqui: se eu te chamasse para um drinque, o que você pediria?". Outra elogiou o nariz da modelo Emily Ratajkowski. E outra perguntou para a Ariana Grande se ela "queria subir no edifício Shard", o mais alto de Londres. Ninguém recebeu resposta.

Eu queria saber quão comum isso era, então perguntei para a pessoa com mais seguidores no Instagram (470 mil) que conheço, minha amiga Ella Eyre, que é cantora. "Eu recebo umas 20 DMs por dia", disse ela. Apesar de a maioria ser de fãs, algumas são de pessoas que acreditam ser a alma gêmea de Eyre. "Posso te convidar para jantar?", dizia uma. "Ooooooooi", dizia outra (seria inofensiva se não fosse seguida por mais cinco mensagens dizendo "ooooooooooi", "eeeei" e "e aí?!"). Tem uma pessoa que a cada dois dias manda links do YouTube, e há ainda um cara que a apelidou de "Ells", insiste que "não é mulherengo" e não para de tentar lhe vender rosquinhas. "Acho engraçado, mas também confuso", ela me disse. "Acho que as pessoas sentem que não têm nada a perder."

Quando entrevistei em meu podcast a influencer e empreendedora fitness Grace Beverley, que tem 1 milhão de seguidores no Instagram, ela descreveu cantadas por DM como "parte do trabalho". "Como passei a maior parte da vida adulta tendo seguidores e envolvida em um relacionamento, é mais uma piada. Tipo: 'Ei, adivinha quem me chamou na DM hoje?'." No entanto, Beverley acrescentou que isso às vezes dificulta os relacionamentos românticos. "Preciso me envolver com alguém bem autoconfiante." Ela explicou que, no passado, alguns de seus parceiros acharam que ela estava usando o pessoal da DM como "reserva". Então, eles faziam o mesmo e também arranjavam parceiras "reserva". "Se estou namorando e digo que gosto de estar com a pessoa, é porque gosto mesmo. Eu de fato não tenho tempo para esse tipo de mentira. Mas acho que muita gente, por causa da minha posição, supõe que não é bem assim", ela disse.

Eis a questão das DMs: há algo nessa forma de comunicação que faz as pessoas se sentirem menos inibidas pelos códigos sociais convencionais – aqueles que nos impedem de chegar em uma celebridade desconhecida e tentar vender-lhe rosquinhas, por exemplo. Ou que nos fazem pensar duas vezes antes de dar em cima de um colega que não conhecemos bem, ou de um influencer que de fato não conhecemos. Mandar DM parece particular. E é mesmo: o princípio da rede social é se comunicar com pessoas em espaço público; ao mandar DM, escolhemos usar aquele mesmo espaço para fazer o oposto. É como, em uma festa, cochichar ao pé do ouvido de alguém em vez de falar normalmente. Subentende-se que a mensagem é íntima demais para ser exposta publicamente e que, na segurança de que só o interlocutor a escutará, quem a transmite se sente mais livre.

Há uma explicação psicológica para isso tudo. Inúmeros estudos provaram que pessoas se comportam de forma diferente em particular e em público. Uma pessoa introvertida pode adotar uma postura extrovertida em situações específicas, como no trabalho ou em determinado grupo de amigos. Uma pessoa tímida pode ser capaz de reunir coragem para fazer uma apresentação em uma sala cheia de colegas que não fazem a menor ideia dessa timidez. Da mesma forma, você pode mandar uma DM para o Justin Bieber e convidá-lo para sair, mesmo que não tenha coragem sequer de contar a seus amigos que o acha atraente. Nossa faceta de trocar de uma persona para outra se chama *"free-trait behaviour"* (algo como "comportamento de traços livres"), de acordo com a análise cunhada pelo psicólogo Brian Little, da Universidade de Cambridge. A teoria declara que pessoas podem se comportar de forma incoerente com o habitual quando envolvidas em um "projeto pessoal" importante. Em outras palavras, significa que podem se comportar de formas pouco comuns para elas se acreditarem que, ao fazê-lo, terão ganhos pessoais. Há indivíduos com maior tendência a fazer isso. "Um dos traços de personalidade mais relevantes para essa questão é o automonitoramento", me explicou Little. Automonitoramento é um conceito inicialmente observado pelo psicólogo estadunidense Mark Snyder, e define quanto uma pessoa controla a maneira como se apresenta para outras em situações sociais. Por exemplo, alguém com alto grau de automonitoramento modelará suas interações de acordo com as demandas do contexto, podendo falar o que acha que os outros querem ouvir em vez de aquilo que pensa, como faria alguém com baixo grau de automonitoramento. "Por exemplo, se uma pessoa que se automonitora demais enviar um e-mail para um indivíduo e o remetente responder com várias pessoas em cópia, será muito frustrante", explicou Little, porque o e-mail foi elaborado pensando apenas no destinatário inicial. Isso explica, segundo Little, por que pessoas com baixo nível de automonitoramento apresentam menor tendência a mandar DMs. "É muito mais provável que não alterem as nuances de suas convicções de acordo com a sensibilidade ou necessidades específicas dos outros."

Como você deve ter adivinhado, eu tenho alto grau de automonitoramento. Suspeito que seja o caso da maioria dos millennials, porque entramos na vida adulta com o advento das redes sociais, o que literalmente nos deu a capacidade de controlar como nos apresentamos aos outros, uma foto com filtro Valencia de cada vez. Eu frequentemente me pego simplesmente passeando pelo meu próprio perfil do Instagram, não necessariamente por narcisismo, mas por uma estranha compulsão de tentar enxergar como sou percebida pelos outros. Em momentos de insegurança, isso me dá um conforto peculiar, como se ver fotos minhas com amigos me lembre de quem eu sou. Neste caso, provo a teoria de Little: tenho alto grau de automonitoramento e já chamei na DM com, digamos, interesses sedutores.

Contudo, esse nível de intimidade – que pode nos dar a sensação de invencibilidade, já que podemos dizer tudo que quisermos de forma sigilosa – merece atenção, pois, se por um lado nos dá a confiança para mandar DM para uma paixonite, famosa ou não, por outro pode encorajar comportamentos muito mais nocivos. Para examinar essa questão mais a fundo, vamos falar do surgimento da expressão "sliding into DMs" (o comportamento de "chamar na DM", em inglês).

De acordo com o Google Trends, pesquisas pelo termo começaram em dezembro de 2013, pouco depois de o Instagram disponibilizar o recurso. O Twitter tinha DMs desde 2006, apesar de, na época, só ser possível mandar mensagens de até 140 caracteres – o tamanho de um tweet. Foi só em 2015 que o Twitter permitiu mensagens de qualquer tamanho – provavelmente por perceber os ganhos obtidos pelo Instagram com o recurso nesses dois anos. Voltemos ao Google. Pesquisas por "sliding into DMs" subiram lentamente do final de 2013 até abril de 2014, quando houve um pico de buscas. Foi a primeira vez que ficou aparente que pessoas "chamavam na DM" em busca de sexo. Eu sei o que você está pensando: "E como a gente sabe disso?". Bom, por causa do James Franco – e o fato de ele ter chamado na DM uma garota de 17 anos.

Lucy Clode estava de férias em Nova York com a mãe e foi ver Franco atuar na adaptação para o teatro de *Ratos e homens*, na Broadway. Parece que Franco, que na época tinha 35 anos, estava indo embora quando viu a adolescente tirando selfies perto da porta dos fundos do teatro e gritou para ela postar as fotos e marcá-lo no Instagram – um vídeo dessa conversa foi publicado por um tabloide britânico, assim como a selfie de Franco e Clode. Depois que Clode postou a foto, Franco a chamou na DM. A conversa começou com um simples "Oi", ao que Clode respondeu "oi", com um emoji de gatinho chocado. O que se seguiu, de acordo com capturas de tela obtidas pelos tabloides, é de arrepiar os cabelos.

James Franco: Onde você mora?

Franco: NYC?

Lucy Clode: Escócia

Clode: Uma cidadezinha chamada Dollar

Franco: Vai ficar até quando em Nova York?

Clode: Oops foi mal, hum, mais uns dias, é meu presente de 18 anos

Franco: Você tem 18 anos?

Franco: Com quem você veio?

Franco: Tem namorado?

Clode: Quase 18, vim com minha mãe, e não tenho, se você estiver por perto

Franco: Quando é seu aniversário?

Franco: Onde você está ficando?

Franco: Qual é seu #?

Clode: Em maio, mas tenho prova na época, perto da Times Square, em um Hilton, como assim #?

O resto da conversa parece ter acontecido no iMessage.

Franco: Posso te ver?

Clode: Se você for mesmo o james Franco

Franco: Eu sou

Franco: Você está solteira?

Franco: Qual é o hotel?

Franco: Reservo um quarto?

Clode: Primeiro de abril já acabou há uma hora...

Franco manda uma selfie acenando para Clode.

##### #COUPLEGOALS

> Franco: Sou eu
> Franco: Sim ou não?
> Franco: Amanhã ou quinta?
> Franco: Ok. Fica bem
> Franco: Bjs
> Clode: Eu volto quando fizer 18
> Franco: Bjs
> Clode: Bom, meus amigos na Escócia nunca vão acreditar nisso
> Franco: Não conta
> Clode: Quero provas reais de que é você mesmo, aí eu não conto
> Franco: Já dei. Se não quiser me encontrar, manda mensagem quando quiser. Tchau.
> Clode: Mas você tá parecendo tão suspeito
> Franco: Tchau
> Clode: Um segundo, eu te encontro se você escrever meu nome em um papelzinho e me mandar foto, com seu rosto junto, por favor

Franco respondeu com uma selfie segurando um papel com a palavra "Lucy" escrita.

Até onde sabemos, Clode e Franco nunca se encontraram – apesar de nenhum dos dois responder aos meus pedidos de comentário para confirmar. A troca de mensagens, contudo, foi notícia no mundo inteiro, e Franco acabou confessando estar "constrangido" com a situação toda. "É assim que as pessoas se conhecem hoje, mas o que aprendi, acho que porque sou novo nisso, é que a gente não tem como saber quem está do outro lado", ele disse no programa de TV estadunidense *Live with Kelly and Michael*. "A gente sente um clima, não sabe com quem está falando. Julguei mal e aprendi minha lição. Mas, na minha posição, infelizmente... quer dizer, minha vida é ótima, mas eu não só tenho que passar pelos rituais constrangedores de conhecer alguém como, às vezes, quando faço isso, acaba sendo divulgado para o mundo todo, então é ainda mais constrangedor."

Revisitar essa história hoje é assustador por mais de um motivo, e a forma como a situação foi tratada diz muito sobre como nossa sociedade progrediu em relação a forçar homens predadores a prestar contas. Nessa entrevista, Kelly, Michael e o público todo riem com Franco enquanto ele fala. Não só aceitam o que ele diz sem questionar como chegam a sentir empatia. Além disso, Kelly diz a Franco que "acontece com todo mundo", como se um adulto dar em cima de uma adolescente fosse semelhante a tropeçar na rua.

Vamos nos concentrar nas explicações de Franco. Falando com Kelly e Michael, ele não se desculpa por agir de forma tão inadequada, nem se justifica pelo fato de Clode ter 17 anos – sequer reconhece essas coisas. Em vez disso, a resposta dele dá a impressão de ser mais ou menos o seguinte: "Mandei mal, mas não foi minha culpa. É culpa do Instagram. Sei que sou uma celebridade de Hollywood, mas também sou só um cara normal que quer conhecer alguém e se apaixonar. É assim que isso acontece hoje, então tentei a sorte. Agora todo mundo sabe e fiquei com vergonha. Coitadinho de mim". E isso aparentemente basta para convencer Michael, Kelly e o público, que aplaude vigorosamente, de que Franco merece nosso perdão. O mundo do namoro nas redes sociais é tão complexo que isenta um homem que, supostamente, tentou transar com uma menina menor de idade. Ou, pelo menos, isentou na época.

Duvido muito que hoje um diálogo como esse acontecesse na TV, mas a inútil defesa de Franco ilustra uma questão importante: chamar na DM é um tiro que pode sair pela culatra, especialmente para quem tem o ego de uma estrela de Hollywood e não consegue identificar sinais textuais bem óbvios. Deixando momentaneamente de lado a diferença de idade entre Clode e Franco, imaginemos que fossem dois adultos da mesma idade (embora seja difícil conceber isso sem supor que a conversa seria totalmente diferente). Ainda assim, a troca de mensagens de Franco com Clode continuaria sendo um exemplo perfeito do que não fazer ao mandar uma DM. Para começar, além de Franco gritar para Clode marcá-lo no post depois daquela primeira selfie, a dupla não teve interação nenhuma antes das mensagens. Esse é um sinal negativo logo de cara, pois faz a mensagem de Franco parecer presunçosa. Se os dois já tivessem comentado posts, se seguido ou conversado cara a cara, a DM dele seria

#COUPLEGOALS

mais orgânica. Aí vem a primeira mensagem de Franco: "Onde você mora?". Lembre: estamos no Instagram, o lugar onde pessoas têm nomes como "Closet da Camilla" e "Brilhantes Prateados". Não é normal compartilhar o sobrenome, muito menos o endereço. Franco em seguida entra em um questionamento intenso, com um pensamento intrometido (e predatório) atrás do outro. Mesmo se ele não estivesse fazendo perguntas invasivas – tipo "você tem namorado?" –, o fato de mandar várias mensagens, com uma pergunta atrás da outra, e continuar mesmo quando Clode só responde uma vez reflete um desequilíbrio óbvio. Para qualquer outro, as respostas curtas e educadas de Clode indicariam desinteresse. Outra pessoa entenderia a deixa e encerraria as investidas. Mas Franco persistiu.

Ao chamar na DM, precisamos ter tato e bom senso, especialmente se estivermos chamando alguém que não conhecemos bem ou que nunca vimos pessoalmente. Aparecer sem ser convidado, por assim dizer, já é uma imposição. É, portanto, crucial demonstrar respeito se for óbvio que a outra pessoa não corresponde ao interesse. Isso é ainda mais importante no Instagram do que em um app de relacionamento. Na maioria dos apps, precisamos dar "match" antes de trocar mensagens. Além disso, em um app de encontro, as intenções são claras: estamos lá para conhecer alguém. No Instagram, o "match" não é necessário para mensagem, e estamos lá essencialmente para postar fotos, o que confunde mais a situação.

Isso me leva a uma forma específica de DM, chamada de "Tindstagramming", uma tendência nociva de relacionamentos que começou a ser relatada em 2017. Funciona assim: alguém que você rejeitou em um aplicativo de relacionamento te encontra no Instagram e te chama na DM para tentar a sorte de novo. A prática de "Tindstagramming" ficou mais fácil a partir de 2015, quando o Tinder permitiu que os usuários conectassem o Instagram ao app. Considerando tudo que já foi escrito na internet sobre Tindstagramming e pelas mensagens que eu recebi, é mais comum ser praticado por homens e ter mulheres como alvo. Nesses casos, subentende-se que, quando uma mulher rejeita um homem em um aplicativo, ela não quer dizer "não", mas "se esforce mais". É o tipo de ideologia que reina entre incels ("celibatários involuntários"), uma subcultura perigosa da internet de homens que veem sexo como algo que as mulheres "devem" a eles. As convicções desses homens têm raízes na misoginia, na violência e, especificamente, na violência contra mulheres. Em outras palavras, "Tindstagramming" não é só outra tendência meio cafona – é algo que devemos, sim, levar muito a sério.

Para dar uma ideia do tipo de mensagem que as pessoas mandam quando praticam "Tindstagramming", eis alguns exemplos compartilhados por mulheres no Twitter.

> Te achei no Tinder, gata, como vai? Também curto pé

> Oi, a gente não deu match no Tinder, então estou aqui, meio desajeitado, tentando te seguir no Ig. Parece que você curte um cara desajeitado

> Como vai? Vi seu perfil no Tinder e quis mandar uma mensagem

> Ei, e aí? Te vi no Tinder. O que vai fazer hoje?

Uma mulher, que chamarei de Bella, compartilhou comigo duas histórias de "Tindstagramming". A primeira era alguém com quem Bella tinha dado match acidentalmente em um aplicativo. "Eu estava gripada, com febre alta, então não estava pensando direito", explicou. Depois de ter suas mensagens no aplicativo ignoradas por Bella, o usuário foi para as DMs do Instagram. "Acabou que ele trabalhava mais ou menos na minha área, e a gente tinha muitos conhecidos em comum. Naquele momento pensei: 'Ah, talvez valha a pena, mesmo que ele não seja meu tipo, e vai ser meio mal-educado eu não topar nem sair com ele'." Então eles saíram, e o cara não conseguia parar de falar de si e de sua ex "louca". "Bastou para me afastar, mas ele continuou tentando", disse Bella.

O segundo homem mandou uma DM para Bella depois de vê-la no Bumble, mesmo sem darem match. "Não sou um stalker, prometo...", foi como ele começou a conversa. "Isso já deveria ter me servido de alerta", lembra Bella. Ele a chamou para sair, mas ela também estava doente na época. "Aí ele começou a me mandar bilhetes escritos à mão, me desejando melhoras. Tipo... muitos bilhetes. Eu não sabia se achava fofo ou bizarro." Finalmente eles se encontraram. "A gente tinha zero química. Parte do que me fez ter interesse era que ele parecia ter um trabalho decente, normal, mas a primeira coisa que ele fez quando nos encontramos foi me contar que tinha largado tudo e gastado todas as economias para produzir e gravar um álbum de soft rock." No fim da noite, ela se esquivou do beijo. No dia seguinte, ele mandou uma mensagem contando que tinha escrito uma música para ela. "Foi TÃO assustador que eu nunca respondi. Foi a única vez que dei um ghosting em alguém e me sinto muito culpada, mas na hora fiquei enjoada."

Nada disso é culpa do Instagram. Nem do Tinder. Certamente não é culpa de Bella, nem de ninguém que foi vítima de "Tindstagramming". Talvez essa abordagem até leve algumas pessoas a encontrar relacionamentos amorosos, quem sabe? Mas nada justifica explorar as armadilhas da tecnologia moderna para ir atrás de quem já te rejeitou. Só porque podemos mandar mensagem para qualquer pessoa no Instagram, não significa que devemos fazê-lo. E há meios de chamar na DM sem agir de forma esquisita, inadequada ou invasiva. Muitos casais famosos começaram assim. Alguns exemplos: Ricky Martin e Jwan Yosef, Dua Lipa e Anwar Hadid, Sarah Hyland e Wells Adams, Nick Jonas e Priyanka Chopra, Joe Jonas e Sophie Turner. Todos esses casais tiveram alguma interação anterior, na vida real ou no Instagram, antes de passar para as DMs. Lipa e Hadid se conheceram em um churrasco. Turner e Jonas foram apresentados por amigos em comum. Hyland e Adams já flertavam em público no Twitter quando Adams a chamou na DM para sugerir que saíssem para comer tacos. "Eu estava solteira, claro, e pensei: 'Isso é muito legal. Você está sendo direto e sexy, nada agressivo, só bem confiante e sexy'. Eu curti", lembrou Hyland em uma entrevista.

Não é preciso ter um monte de seguidores para se apaixonar por DM. Muita gente com uma quantidade modesta de seguidores – ou seja, gente não famosa – conquistou relacionamentos felizes depois de chamar na DM. Quando postei no Twitter um pedido para conversar com casais que se conheceram assim, recebi mais de 20 respostas, incluindo a de uma mulher chamada Ashley. Ela se casou com alguém que mandou DM no Twitter para perguntar sobre a foto de um cheesecake que ela havia postado. "A desculpa era que formaríamos um Clube de Cheesecake de Londres", ela contou. "Ele escreveu um manifesto e tudo. Ele estava confinado no carro com a família em uma viagem de cinco horas, então ficamos esse tempo todo papeando e flertando, conversando sobre comida. Três dias depois, já tínhamos marcado o primeiro encontro. Isso faz oito anos – já faz cinco que estamos casados, e temos um bebê. Ainda amamos cheesecake, apesar de, curiosamente, o Clube de Cheesecake de Londres nunca ter decolado. O manifesto está emoldurado na parede do nosso banheiro."

Isso também aconteceu comigo, apesar de a história ser menos fofa. Conheci Joe no trabalho – ironicamente, quando eu estava gravando um episódio de *Millennial Love*. Ele trabalhava na equipe de vídeo e quebrou o galho de ajudar na produção do episódio, porque nosso produtor de costume estava de folga. Rachel, que apresentava o podcast comigo, me perguntou se a gente se conhecia. Eu respondi que não, e Joe veio se apresentar. Ele era alto, meio desajeitado e usava uma camiseta preta estampada, o que bastou para eu acreditar que era a encarnação do Seth Cohen. Eu o achei ridiculamente gato. Segui Joe no Twitter no dia seguinte e dei um gritinho no escritório quando vi a notificação de que ele estava me seguindo de volta. Dediquei os próximos dias a planejar minuciosamente as roupas que vestiria para trabalhar. Usei a calça jeans que deixa minhas pernas lindas e uma camiseta branca de gola solta o suficiente para revelar a alcinha preta do meu sutiã. Também gastei tempo planejando cuidadosamente uma saída do trabalho para um pub – esperava que alguém convidasse Joe, para eu fingir que não era ideia minha. Felizmente foi o que fizeram, e passamos a noite papeando e rindo sobre o norte da Califórnia e nosso fascínio mútuo por chefes do Vale do Silício que proibiram os filhos de usar redes sociais. Ele levou três dias para me chamar na DM (do Twitter, não do Instagram). Eu estava na cozinha fazendo cupcakes quando vi a mensagem: um "oi!" todo em caixa-baixa. Em poucos minutos, a conversa engatou. Livros, podcasts, tudo de que gostávamos ou desgostávamos no trabalho. Era muito assunto. Finalmente ele perguntou se eu queria "passar um tempo" com ele. Eu queria. Mas essa ambiguidade inicial deveria ter sido um sinal claro de que Joe e eu não passaríamos muito tempo juntos.

*Nota: Eu tenho sérios problemas com expressões do tipo "passar um tempo". Como mencionei no primeiro capítulo, é linguagem clássica de Boy Lixo. Usando esses termos – em vez de termos mais convencionais, como "encontro", "parceira" ou "namorada" –, a pessoa se exime de responsabilidade quando, no futuro, se comportar mal ou decidir dar um pé na bunda sem uma explicação razoável. Se a gente se chateia, eles dizem: "Ah, não achei que a gente estava namorando". Ou, pior: "Mas a gente não estava apenas passando um tempo juntos?".*

Três meses depois, Joe deu o fora. Não consigo chamar de término porque, depois de seis semanas, quando fiz a fatídica pergunta "o que há entre nós?", Joe deixou bem claro que não éramos namorados, nem nunca seríamos. *Ele só queria passar um tempo comigo.* O importante aqui, contudo, foi que o fim do meu relacionamento indefinido com Joe me levou a postar minha primeira foto biscoiteira.

O termo em inglês para as fotos biscoiteiras, *thirst trap*, é definido pelo dicionário Collins como "uma ação, imagem ou declaração projetada para atrair atenção sexual". Na verdade, é muito mais complexo. Em inglês, o termo vem de "thirst", sede, a partir da expressão "thirst for attention", sede de atenção, e implica desejo; e de "trap", armadilha, acrescentando um elemento de manipulação, como se a selfie fosse um método de atrair um apaixonado até um alçapão que desemboca na nossa cama.

Não se sabe quem cunhou o termo. De acordo com o Google Trends, a busca pela expressão em inglês começou em 2013, e o interesse cresceu regularmente desde então. Foi só em 2014 que o primeiro post de "25 Instagram #ThirstTraps Set By Celebrities We Happily Stepped Into" [25 #ThirstTraps do Instagram de celebridades nas quais caímos felizes] surgiu, e desde então seguiu-se um fluxo bem regular de fotos biscoiteiras e matérias sobre elas. Mas nada se compara com o que é escrito sobre Demi Lovato, cuja estratégia biscoiteira viralizou em janeiro de 2018. Era focado. Era esperto. Era, ouso dizer, uma obra de arte.

Isso foi na época em que o Instagram ainda tinha a aba "seguindo", que permitia ver os posts que as pessoas que seguimos curtiram ou comentaram. De acordo com várias capturas de tela da atividade de Lovato – compartilhadas pela internet, especialmente pelo youtuber Tyler Oakley –, o estratagema de Demi era mais ou menos o seguinte. Primeiro, identificou o alvo: o ator Henry Cavill. Então curtiu dois dos posts mais recentes dele. Em seguida, veio a "armadilha" em si: uma foto de Lovato de lingerie branca encarando a câmera. Por último – e eis a parte crucial de como funciona a estratégia –, Demi *seguiu* Cavill. Genial, né? Funcionou, ainda por cima. Porque Cavill, que já seguia Lovato, curtiu alguns de seus posts. Ele até comentou em um deles: "Que maneiro! Mandou bem, senhorita Lovato!". Todos sabem que, apesar de ser arcaico e meio machista, acrescentar o "senhorita" dá um ar de flerte. Então, apesar do fato de que Cavill e Lovato nunca namoraram (ao menos não que a gente saiba), podemos supor que a estratégia foi um sucesso, pois, no mínimo, chamou a atenção de Cavill.

É raro que uma pessoa identifique a própria foto como biscoiteira. O post de Lovato, por exemplo, não tinha a legenda "Alguém me dê um biscoito". A legenda era: "Vem novidade aí". A ideia é que só a pessoa que está postando saiba que a foto é biscoiteira, porque, como todo o resto do mundo do namoro, as intenções, mesmo que sejam extremamente óbvias, moram na ambiguidade. "Ah, eu só estava usando lingerie sexy quando alguém, por acaso, entrou no quarto e tirou uma foto minha bem gostosa. Aí, por acaso, eu a postei no Instagram. Ah, a pessoa que eu curto viu? Legal. Nem sei como isso rolou."

Usamos esse disfarce de feliz acaso com frequência nas redes sociais, especialmente quando tentamos chamar a atenção de alguém. Faz parte do pudor que atribuímos à vaidade: é mico compartilhar uma foto em que estamos bonitas, e pior ainda fazer isso na esperança de outras pessoas nos acharem bonitas. Isso é especialmente verdade para mulheres, que quase sempre têm mais chances do que homens de serem chamadas de "desesperadas" e de serem agressivamente julgadas por postarem fotos nas quais se sentem bonitas. É por isso que a tendência "Challenge Accepted" [Desafio Aceito], que surgiu no verão de 2020 no Instagram, foi especialmente chocante. A campanha alegava tratar de empoderamento feminino, "mulheres apoiando mulheres", mas parecia exigir apenas que postássemos fotos bem gatas em preto e branco.[8] Foi como se mulheres tivessem finalmente recebido aval para postar boas fotos sem serem julgadas e se agarraram à oportunidade (até hoje, a hashtag tem mais de 6 milhões de posts) sem, no entanto, sequer questionar a origem da hashtag, ou o que ela apoiava... o que, bem... não é nada empoderador.

Por isso é realmente revigorante quando mulheres postam fotos biscoiteiras e as identificam claramente como tal. Em dezembro de 2019, Kylie Jenner postou uma foto em preto e branco vestindo uma lingerie sensual na cama, acompanhada da legenda "Apenas porque não seria correto entrar em 2020 sem receber os biscoitos do ano". Jenner tinha acabado de terminar com o ex, Travis Scott, levando os 200 milhões de seguidores a suspeitar que a foto era direcionada a ele. Talvez fosse, mas talvez, *talvez*, fosse só para si mesma.

---

8 Alegações de que o desafio surgiu para atrair atenção para o feminicídio na Turquia foram desmentidas pelo *The New York Times*. Na verdade, a hashtag é usada desde 2016 para promover empoderamento feminino, mas, estranhamente, nunca encorajou nenhum tipo de doação, nem ativismo.

É compreensível querer postar uma foto dessas depois de um término. Talvez não exatamente para atrair o ex; apenas porque postar uma foto se sentindo gostosa seja uma solução rápida para se injetar autoestima. Foi por isso que eu postei a minha. Fazia algumas semanas que tinha levado um pé na bunda do Joe; estava me sentindo especialmente horrível e precisava de validação. Eu não estava pronta para ter outro relacionamento, só queria que alguém me chamasse de gostosa. Então achei uma foto antiga minha, de férias, usando um maiô da marca Agent Provocateur que revelava meu modesto decote. Postei tendo Joe em mente – a legenda podia até ter sido "HA! OLHA O QUE PERDEU!" –, mas, na verdade, a foto era para mim. E quando vieram as curtidas – 155, especificamente –, de fato senti uma onda de confiança e, por um momento, esqueci que a pessoa por quem eu passara semanas obcecada me achava indesejável. Porque, se 155 pessoas me "curtiam" on-line, talvez um dia alguém me curtisse em carne e osso.

Quando eu e meu ex nos conhecemos, uma das coisas que eu falei para ele, logo no começo, foi que eu tinha sérias ressalvas sobre compartilhar nosso relacionamento no Instagram. "É constrangedor, é desnecessário, e, literalmente, ninguém se interessa", falei com certa arrogância. Eu não queria ser um casal *daqueles*. Sabe, o tipo que usa o timer para tirar fotos se beijando loucamente de moletom ou escreve legendas meladas sobre "esse aqui", sorrindo ao lado de um prato caríssimo de torradinha com abacate. Esses posts me dão até arrepios. E são todos assustadoramente parecidos. Se procurar #CoupleGoals no Instagram, verá milhões de fotos quase idênticas de casais héteros e brancos em algum cenário muito instagramável: tomando drinques ao pôr do sol, fazendo ioga acrobática ou num brunch, por exemplo. A hashtag pressupõe que essa seja a imagem de um relacionamento ideal. Mas alguém realmente sabe no colo do parceiro em uma praia e lambe a cara dele em público? Quem é que gosta mesmo de tomar

#COUPLEGOALS

banho de espuma a dois? E quem é o coitado que fica segurando vela e foi contratado/subornado para tirar todas essas fotos?

Fiz essas perguntas (de forma um pouco mais delicada, claro) para um dos casais do Reino Unido mais queridos do Instagram, Oliver Proudlock e Emma Louise Connolly, que hoje estão oficialmente casados. Eles são literalmente a definição de #CoupleGoals, a ponto de terem a própria hashtag, #opxec, que contém mais de 1.600 posts deles aparentando estar tão absurdamente apaixonados que parece até deboche. Juntos, Proudlock e Connolly têm bem mais de 1 milhão de seguidores, inclusive umas centenas de milhares na conta @casaproudlock, dedicada a postar fotos da casa devastadoramente luxuosa em que moram, em Londres. A maioria das fotos de casal são tiradas pela coordenadora de relações públicas dos dois, mas, quando ela não está por perto, Connolly me contou que tem o talento de transformar qualquer coisa em um tripé.

Considerando minha opinião sobre esse tipo de casal, esperava achar Proudlock e Connolly bem irritantes. Entretanto, no segundo em que essas duas coisinhas felizes e cintilantes entraram no estúdio para gravar um episódio do podcast, eu – assim como todos os seus seguidores – me apaixonei perdidamente. Eles foram fofos, educados e passaram a gravação de mãos dadas embaixo da mesa. Foi de uma doçura quase enjoativa, mas que derreteu meu coração de gelo.

"Acho que as pessoas gostam de ver o amor", disse Connolly quando perguntei por que o conteúdo deles impactava os seguidores. "Selecionamos partes do nosso relacionamento para as pessoas verem e se sentirem participantes. Elas gostam de ver gente feliz." Nesse momento, Proudlock interveio para comentar que, desde o começo do relacionamento, cinco anos antes, os dois compartilhavam partes dele no Instagram, então os seguidores "acompanharam a jornada". Proudlock, que participou do reality show *Made in Chelsea*, disse: "Acho que, com tudo que compartilhamos, seja amor ou o cotidiano, autenticidade é um dos aspectos mais importantes". Sei que você está pensando: "Que parte de fazer ioga acrobática na praia ao pôr do sol enquanto a responsável por relações públicas sofre para tirar uma foto perfeita é autêntica?". Mas Proudlock e Connolly postam não

65

só o resultado final, mas também as fotos bagunçadas e desajeitadas que foram tiradas para chegar à imagem ideal. Mas não sei se tenho certeza de que isso conte como verdadeiramente autêntico. Em uma plataforma baseada no inautêntico – com filtros e ferramentas que permitem editarmos, literalmente, como as pessoas veem nossa vida –, é possível ser mesmo autêntico?

Fiz essa pergunta à ilustradora Flo Perry, que já participou do podcast. Ela me disse que desconfia dos casais que postam demais sobre o relacionamento. "Acho que é mais provável que postem declarações exageradas de amor no Instagram por sentirem que o que têm é frágil. Faz sentido, porque ver as curtidas na 'foto de casal' pode temporariamente promover uma sensação de segurança sobre a decisão de continuar juntos. Quando o amor é seguro, contudo, não há a necessidade de declarações públicas para senti-lo. O amor é sentido diariamente no mundo off-line."

Este, definitivamente, não é o caso de Proudlock e Connolly – me recuso a acreditar que alguém seria capaz de fingir tal adoração –, mas certamente é o caso de alguns casais, que podem acreditar que compartilhar o relacionamento on-line é uma forma de disfarçar os problemas reais. Os comentários e as curtidas que pipocam nas fotos fofas de casal, com gente elogiando e dizendo que eles são "perfeitos juntos", podem fazer os dois envolvidos começarem a acreditar que isso é verdade, o que é tóxico por vários motivos – por exemplo, fazer as pessoas continuarem em um relacionamento por mais tempo do que deveriam. Foi o caso de Grace Beverley, que costumava compartilhar muito do relacionamento com um ex-namorado nas redes sociais. Eles faziam vídeos no YouTube, sessões de perguntas e respostas e postavam regularmente stories no Instagram, tudo juntos.

"Eu já tive um relacionamento para as redes sociais antes, e é tudo mentira", ela falou no podcast. "Tipo, você nunca expõe uma briga nas redes sociais. [...] Nem é que eu inventava alguma coisa, é mais que, tipo, aquilo não representa o que eu sentia no momento, e acho que cria, sabe... essa responsabilidade moral de influencer, cria uma ideia completamente equivocada do que é um relacionamento. E o retrato desse relacionamento era completamente impreciso." Beverley disse que, por criar conteúdo junto com o ex, ela se convenceu de que o namoro se tornara parte do trabalho. Isso fez com que mantivesse o relacionamento por muito mais tempo do que deveria.

Beverley escolheu uma abordagem totalmente diferente no relacionamento seguinte. "Postei uma foto ou outra nos stories. Mas nunca apareci em vídeo, nada do tipo." Essa estratégia ajudou muito quando esse relacionamento de Beverley chegou ao fim, porque nenhum dos seguidores dela soube, então não gerou comentários. Foi um término radicalmente diferente do anterior, quando os seguidores de Beverley viviam opinando sobre sua relação e dinâmica com o ex. "Pensei, tipo, 'bom, talvez [os comentários sejam] úteis porque me fizeram reparar em coisas que não teríamos reparado sozinhos', aí percebi que, na verdade, não. Acho que não recebemos nenhum conselho útil de terceiros. Porque eu poderia muito bem contatar diretamente pessoas para me dar conselhos que realmente importam. Ou elas poderiam me contatar diretamente."

Ao ouvir Beverley, fiquei fascinada de perceber quão envolvidos em sua vida amorosa os seguidores estavam, a ponto de sentirem o impulso de controlá-la. Apesar de todo mundo ter, claro, direito à própria opinião, ter uma sobre o relacionamento alheio é um passo maior do que a perna – principalmente se é de alguém que você nem conhece. Ninguém além dos envolvidos sabe exatamente o que acontece "entre quatro paredes". Ainda assim, *amamos* julgar os relacionamentos alheios, quer sejam de nossos amigos, de nossos parentes ou de influencers e celebridades que seguimos no Instagram. Além do mais, adoramos compará-los com os nossos, como fazemos com quase tudo nas redes sociais. Há uma sensação de *schaden-freude*[9] quando vemos outro relacionamento desmoronar, como se validasse nossa própria situação. Essa maneira de pensar transforma relacionamentos em uma espécie de competição esportiva, que recompensa os supostos casais felizes e pune os infelizes, ou, pior,

---

9 Palavra alemã usada para definir quem sente prazer ao ver algo ruim acontecendo com outra pessoa. [N. E.]

os solteiros – lembra quando a Bridget Jones foi considerada uma enjeitada social em um jantar com os amigos casados? Como disse o ensaísta Tim Kreider, "estamos todos ansiosamente mensurando as decisões alheias para confirmar que as nossas são justificadas – que estamos, de algum modo, vencendo".[10]

É por isso que compartilhar o relacionamento nas redes sociais é um fenômeno tão interessante, porque é um convite a comentários que ninguém tem liberdade de dar. Isso soa ainda mais pertinente vindo de alguém na posição de Beverley, claro. Após seu término mais recente, ela explicou que os seguidores a abordavam na rua, ou mandavam mensagem, para contar que viram o ex-namorado com outra mulher. "Muitas vezes escutei: 'Ei, só pra te avisar que acho que seu namorado está te traindo, acabei de vê-lo com fulana'. Ao que eu respondi: 'É, valeu, a gente não está mais junto!'."

Os seguidores de Beverley não se restringiam a abordá-la quando achavam que havia algum problema com seu relacionamento, abordavam seus parceiros também. "Meu ex, por exemplo, um dia estava no trabalho, conversando com uma colega, e alguém o abordou da seguinte forma: 'É bom que esse papo seja algo entre amigos, porque sei que você está namorando a Grace Beverley'. 'Ela é minha colega!', ele respondeu."

A dificuldade para pessoas como eu, que são avessas a compartilhar on-line fotos do relacionamento, é que esses registros foram tão normalizados no Instagram – são mais de 30 milhões de posts só na hashtag #CoupleGoals – que é impossível ignorá-los. Mesmo que não sejam todos do tipo meloso e grudento, ainda estão ali, enchendo seu feed. Ver esses posts regularmente cria uma cultura de "só existe se postar". Não é que a ausência de posts sobre o relacionamento gere dúvidas sobre a existência dele, mas deixar

---

10 *The New York Times*, 2009, The Referendum.

de postar pressupõe que temos algo a esconder, um defeito, talvez, ou alguma infelicidade profunda com a relação. Um parceiro que ativamente se recusa a postar sobre o outro, por exemplo, pode despertar grandes inseguranças.

Algumas semanas depois de eu impor com firmeza uma regra anti-Instagram com meu namorado, com a qual ele concordou, me dei conta de como ele expusera relacionamentos anteriores na plataforma. Era prolífico. Tinha fotos de ex-namoradas em viagens para o exterior, se divertindo em festivais ou do outro lado da mesa do jantar. Tinha até um post marcando o aniversário de um ano de um relacionamento. Assistir à visibilidade das ex-namoradas no Instagram dele fez com que eu me sentisse invisível, apesar de me sentir segura no relacionamento. No fim, pedi a ele que postasse alguma coisa sobre a gente – o que ele fez, nos stories.

Por mais trivial que pareça, há uma diferença enorme entre postar sobre alguém nos stories, que ficarão on-line por apenas 24 horas, e postar no feed principal. Por várias razões, escolher postar sobre alguém nos stories ou no feed fala sobre comprometimento. É temporário *versus* permanente. É fast-food *versus* estrela Michelin. É alguém com quem você anda transando *versus* alguém por quem está apaixonado. Quando postamos sobre um parceiro no feed, o relacionamento se torna "Oficial no Instagram", vide os muitos artigos de tabloide que usam esse critério para casais de celebridades. Já postar sobre alguém nos stories é algo à toa. É por isso que me irritei quando, com nove meses de relacionamento, meu namorado ainda não tinha postado uma foto minha no feed. Deixe-me indicar algumas das hipocrisias básicas que tornam isso ridículo. Um: fui eu quem inicialmente disse para ele não postar nada especificamente sobre nosso relacionamento. Dois: fui eu quem insistiu que não queria que fôssemos um casal que expõe o relacionamento no Instagram. Três: de repente eu decidira que, se meu namorado não postasse sobre o relacionamento, significava que ele não me amava, apesar de eu não ter postado nada sobre ele no feed ou nos stories.

Não sou a única pessoa que pensa assim. "Certamente eu já perguntei: 'Por que você não posta sobre mim no Instagram?'", me disse

Perry. "Quando vemos outros casais postando declarações constantemente, se nossa parceira não faz isso, podemos sentir que ela não tem orgulho do nosso relacionamento, ou que não tem vontade de me exibir. Mas provavelmente não é o caso. Ela possivelmente não sente que precisa gritar aos quatro ventos como me ama porque me diz isso com frequência de outras formas. Espera-se que esteja ocupada me olhando nos olhos, em vez de pegando o celular para postar fotos minhas. Não me entenda mal, declarações de amor públicas de vez em quando são uma maravilha, e quero aparecer no feed da minha namorada porque não quero que todas as piranhas por aí se enganem achando que ela está solteira. Mas mais Instagram não necessariamente significa mais amor."

Eu ainda me pergunto como pude me irritar tanto com algo que é especialmente irrelevante. Que diferença faz se meu namorado publica uma foto minha, seja nos stories ou no feed? Por que importa? A resposta é que não deveria importar, mas, infelizmente, em uma sociedade em que redes sociais são vistas como medida de sucesso da vida toda, da carreira aos relacionamentos, importa, sim. Importa muito.

Assim como é comum compartilhar fotos do relacionamento no Instagram, tornou-se igualmente comum apagá-las quando o relacionamento acaba. Sempre ouvimos falar de celebridades que fazem isso: "FULANO APAGA TODOS OS SINAIS DE RELACIONAMENTO E DEIXA DE SEGUIR A IRMÃ DE SICRANA" – pense com carinho no estagiário cujo trabalho é revirar os perfis de Instagram de celebridades para descobrir essas informações. No podcast, perguntei a Proudlock e Connolly o que eles achavam disso. É um exagero? Ou é parte necessária de acabar um relacionamento moderno? Em outras palavras, qual é a etiqueta adequada pós-término no Instagram?

"É tudo muito relativo, depende da pessoa", disse Connolly, que removeu do Instagram todos os posts ligados a relacionamentos anteriores. "Talvez seja um novo começo, apesar de ser bem radical.

#COUPLEGOALS

Mas acho que você meio que deve a si mesma o direito de limpar todo esse passado, se quiser." Proudlock concorda que apagar ou não os posts de um ex-relacionamento depende das circunstâncias do término. "Se foi um pé na bunda total, e se lembrar disso ainda tem efeito negativo e você precisa recomeçar, acho que é preciso apagar."

Sempre achei um pouco exagerado deletar do Instagram os resquícios de uma relação anterior. Passado é passado, não dá para "deletar" um relacionamento. Pelo menos não é possível fazer isso para nós. Contudo, ao removermos as fotos da conta do Instagram, conseguimos apagar para os seguidores, que não terão mais acesso a elas. Para eles, e para quem visitar o perfil, será como se nada tivesse acontecido. Entendo por que isso seria mais confortável, especialmente se, como disseram Proudlock e Connolly, o relacionamento tivesse acabado mal. Nesse caso, deletar os posts pode ser o que permite a superação. É a versão contemporânea de jogar fotos velhas na lareira e suspirar de alívio ao vê-las queimar.

Nunca postei uma foto com Joe no Instagram, então não havia o que deletar; mas, acredite, se tivesse, essas fotos já teriam sumido faz tempo. Contudo, como Proudlock e Connolly disseram, contexto é fundamental. Eu teria apagado todos os posts com Joe porque esse término (se é que merece esse nome) teve um impacto enorme na minha autoestima. Manter qualquer lembrete dele no meu feed seria uma forma de me fazer mal, e só serviria para me lembrar quão péssima ele fez eu me sentir.

Foi totalmente diferente com as fotos de outro ex-namorado – o que acabou postando fotos minhas no feed e, compreensivelmente, me encorajou a fazer o mesmo. E eu postei fotos. Várias, na verdade. E, apesar de já termos terminado, deixei as fotos lá, porque finalmente comecei a entender que há outro motivo para postar fotos de relacionamento no Instagram. Não tem nada a ver com precisar ser validada, ou querer se gabar. É para lembrar a sensação de estar tão apaixonada por alguém a ponto de querer contar para todo mundo. Talvez você quisesse gritar do topo de um prédio ou pular no sofá da Oprah ao vivo na televisão, como na famosa entrevista de Tom Cruise, na qual ele declarou seu amor pela namorada da época, Katie

Holmes, em 2005. Diante da falta dessas alternativas, você posta no Instagram. Isso, eu entendo. Porque, enquanto escrevo agora, estou solteira. E é esse o outro motivo para eu rever fotos minhas com meu ex com mais frequência do que quero admitir. Em parte é pela esperança de me apaixonar por outra pessoa do mesmo jeito novamente, mas, principalmente, porque espero que alguém *me* ame desse mesmo jeito de novo. Sinto orgulho por ter sido amada assim – e ainda não estou pronta para apagar esse sentimento.

capítulo 4

# EXCESSO DE INFORMAÇÃO

– Só preciso do primeiro nome, da profissão e da cor do cabelo dele. Me dá 20 minutos.

Foi essa a resposta da minha amiga, Molly, quando contei que tinha conhecido um cara gato em um evento em que trabalhei e queria encontrá-lo nas redes sociais. Eu tinha 21 anos na época e trabalhava em meio período como garçonete em um bufê.

Eu estava na seca – minha conversa mais acalorada em meses fora com meu dentista, por causa de uma obturação malfeita –, então, quando conheci Alex e flertamos por cima do *foie gras*, me decidi: não seria uma daquelas histórias de "conheci um cara gato, mas não aconteceu nada". Tinha que ser uma história de "conheci um cara gato, e *alguma coisa* aconteceu". O problema era que eu não tinha pegado o número do Alex. Além disso, tudo o que eu sabia era que ele era péssimo garçom, trabalhava como ator e tinha cabelo castanho viçoso, então provavelmente se alimentava bem.

A empresa na qual eu trabalhava era terrivelmente antiquada. Era o tipo de firma que obrigava as funcionárias a usar saltos altos e vestidos curtos. A gente precisava inclusive fazer cabelo e maquiagem com profissionais. Quanto aos eventos em si, bom... Brunch com Ed Sheeran na casa do Elton John. Canapés com Kate Moss na festa de verão do Museu Victoria & Albert. Drinques com Eddie Redmayne no Palácio de Kensington. Eram noitadas dignas do Grande Gatsby: opulentas, extravagantes, repletas dos altos escalões da sociedade britânica – o que quero dizer é que a equipe tinha que estar à altura. Eu chegara ali por indicação de uma amiga, mas os outros funcionários, a julgar pelo rosto e pelo corpo, pareciam ter sido arrancados de uma comédia romântica de Hollywood e editados com um filtro do Instagram. Era o tipo de gente que combinava com qualquer lugar, mesmo que estivesse trabalhando. Eu sempre me sentia intimidada demais para puxar conversa.

Até que Alex e eu fizemos dupla em uma festa de aniversário em um chique hotel londrino. Eu segurava os canapés, ele servia o champanhe. Eu fiquei muito a fim dele, o que infelizmente significa que meu medo de falar alguma besteira ou ter um surto repentino de soluços nervosos era tamanho que passei a noite toda calada. Felizmente, Alex era tagarela o suficiente para falar por horas. Ele me contou sobre a carreira iniciante de ator, a propaganda da Axe que estrelara e sobre como era bizarro eu ter que usar salto. Acabei relaxando. Nosso papo não foi especialmente sedutor, mas definitivamente rolou um clima. Eu gostei que ele manteve contato visual ao falar, ainda que me causasse certa ansiedade. Dava a impressão de que ele queria mesmo escutar o que eu tinha a dizer.

Passaram-se alguns dias e eu ainda estava pensando muito no Alex. E se fosse meu par de comédia romântica? E se fosse o momento que levaria a um casamento eufórico e cheio de sexo? E ao nascimento de vários filhos lindos? Eu precisava descobrir. Pedi ajuda da Molly, que se considerava "um ás" em encontrar pessoas nas redes sociais. Como prometido, 20 minutos depois de eu dar a informação que ela pediu, assim como várias grafias diferentes de "Alex" por garantia (Alyx, Alix, Alicx), ela me mandou uma mensagem com links para o perfil do Alex no Facebook e para a propaganda da Axe. O cabelo estava um pouquinho mais comprido, o rosto, mais jovem, mas não tinha dúvida de que era ele. Fiquei ao mesmo tempo

## EXCESSO DE INFORMAÇÃO

impressionada e preocupada. Molly não era uma agente secreta do MI6; ela era uma mera contadora na PwC. Como tinha conseguido encontrá-lo? "Fala sério, é fácil encontrar gente on-line agora", respondeu ela. "Dava para ter encontrado mais rápido se ele estivesse no Instagram."

Tentei não pensar muito no que Molly fizera para obter aquela informação e adicionei Alex no Facebook. Ele me reconheceria imediatamente, aceitaria o pedido e me mandaria uma mensagem perguntando como eu estava. Trocaríamos umas piadinhas sobre o trabalho, sobre a culpa por trabalhar naquela empresa apesar de nossos valores feministas, e aí, depois de algumas horas de papo e paquera, ele me chamaria para sair. Mas é claro que o Alex não aceitou meu pedido de amizade. Na verdade, tenho quase certeza de que ele o rejeitou e me bloqueou, porque nem encontro mais seu perfil. Minha suspeita é que ele tenha visto o pedido e se apavorado por eu tê-lo encontrado no Facebook com tão pouca informação – uma verdade mais fácil de engolir do que o fato, mais verossímil, de ele provavelmente não ter gostado de mim.

De qualquer forma, essa história é importante porque ilustra como é fácil encontrar on-line as pessoas de que gostamos, mesmo que sejam completos desconhecidos. Antes de pedir a ajuda de Molly, tentei encontrar Alex por conta própria. Eu nunca tinha feito nada parecido, então comecei, de forma bem ingênua, procurando "Alex ator Londres" no Google. Apareceram muitos resultados. A maioria era sobre Alex Pettyfer, o ator britânico conhecido por fazer papel de garoto bobo de franjinha em filmes como *Magic Mike* e *Garota mimada*. Tentei pesquisar a mesma coisa no Twitter e no Instagram, sem resultado. No Facebook, deu na mesma.

Voltei para Molly e perguntei como ela tinha feito aquilo.

– Você conheceu ele em Londres, né? Então vamos supor que ele seja de lá. Entra no Facebook. Digita "Alex". Agora, filtra os resultados. Vai em "pessoas". Aí, onde pede a cidade, digita "Londres". Em trabalho, digita "ator". Acrescenta aí tudo que você souber sobre ele. Você vai se surpreender como poucas pessoas têm essas informações em comum.

Fiz o que ela sugeriu e, apesar de aparecerem centenas de perfis, só levei cinco minutos olhando para encontrar o do Alex. Ali estava ele, com sobrenome e tudo. Voltei nas fotos de perfil até 2007, descobri onde ele estudou, os pubs que frequentava. Todas essas informações estavam disponíveis, mas me senti incrivelmente desconfortável de assimilá-las. Apesar de termos nos conhecido e, pelo menos na minha opinião, nos dado bem, não tínhamos trocado contatos. Eu era tímida demais para oferecer, mas suspeito que ele não seria igualmente tímido caso tivesse interesse em mim. Então ali estava eu, descobrindo tudo aquilo sobre um homem que não se interessou por mim e nem sabia que eu tinha descoberto o sobrenome dele. Eu era oficialmente uma stalker.

O fato de só precisarmos de poucas informações sobre uma pessoa para encontrá-la nas redes sociais é estranho. Mas isso é o de menos. Quando perguntei a meus seguidores no Twitter sobre métodos de stalkear nas redes sociais, as táticas eram dignas de romances de espião de John le Carré. Todo mundo tinha uma estratégia própria, dependendo da informação disponível e da familiaridade com as nuances da tecnologia moderna. Quem é bem tecnológico talvez nem precise do nome para encontrar a pessoa on-line.

### *Confissões de stalkers de redes sociais recebidas por DMs no Twitter #1*

*Ano passado fui pra balada e conheci uma garota, mas não peguei o nome dela. Fiquei MUITO a fim dela. Passaram-se semanas e vi que o perfil da balada tinha postado fotos daquela noite. Vi uma foto em que ela aparecia, mas só uma amiga estava marcada. Aí fui na lista de amigos dessa amiga para procurá-la. Acabei encontrando-a, mas esperei um pouco para entrar em contato. Quando mandei mensagem, meses depois (a vida estava corrida), ela estava em Cambridge, onde eu também estava, por uma noite. Saímos uma vez e foi bom. Infelizmente saímos de novo e não rolou tanto clima. Me senti uma COMPLETA maluca por ter ido atrás dela.*

— Mulher anônima, 20 e poucos anos

EXCESSO DE INFORMAÇÃO

Para mim foi uma grande surpresa tanta gente dizer que a plataforma preferida para pesquisar alguém nas redes sociais é o LinkedIn. Quer dizer: o lugar onde pessoas mentem sobre quantas línguas falam e se gabam de ter tirado nota alta no vestibular? É *lá* que vocês procuram amor? O diferencial do LinkedIn, aprendi, é que, entre todas as plataformas sociais, tem a ferramenta de pesquisa mais aprofundada. Dá para incluir todo tipo de informação solta que temos sobre alguém, como a universidade em que estudou, o setor em que trabalha, onde já trabalhou antes e a cidade em que mora. Aí, depois de identificar o perfil, dá para descobrir ainda mais coisa: a escola onde estudou, as notas no vestibular, o santuário de animais tailandês onde já fez carinho em um tigre sedado. Tudo isso, aparentemente, é muito relevante se você quiser transar com alguém.

Outra estratégia de nicho que aprendi é a busca reversa de fotos no Google Imagens. Essa tática, que soa muito complicada, era uma das favoritas entre minhas amigas, inclusive uma delas confessou que era seu método preferido quando estava solteira. "É especialmente útil se conheci alguém em uma festa e a balada postou fotos no Facebook ou no Instagram", explicou ela. "Você só precisa capturar a tela, se possível cortar só a pessoa que está procurando, ir no Google Imagens, clicar em 'Pesquisa por imagem'. Se você fizer upload da imagem da pessoa, o Google vai mostrar 'imagens visualmente semelhantes', que podem ser celebridades parecidas ou outra foto daquela mesma pessoa, de outro lugar na internet, que a identifica pelo nome." Por exemplo, dá para fazer uma busca dessas com uma foto de festa e encontrar no Google a foto do perfil do LinkedIn ou uma imagem do Instagram, e talvez o nome completo.

Tomamos medidas extremas para descobrir mais sobre as pessoas de quem gostamos. Apesar de ser fácil fazer piada, há um lado mais sombrio disso tudo. Quando temos o nome completo de alguém, podemos mergulhar de cabeça na persona on-line. Dá para procurar a pessoa no Instagram, no Facebook, no Twitter e até no TikTok. Se a pessoa tiver essas plataformas – e usar o próprio nome –, dá para descobrir todo tipo de detalhe sobre quem ela é e quais são seus interesses. E, dependendo do quanto ela compartilha, e se usa ou não a ferramenta de geotagging, dá para descobrir detalhes mais tangíveis, como onde ela mora, que restaurantes frequenta e o nome de parentes. Pense no que precisaríamos fazer para descobrir isso tudo sem redes sociais. Seria necessário literalmente seguir a pessoa, escutar as conversas e passar horas observando de longe, e tudo isso seria legalmente enquadrado como perseguição. É crime. Mas não nas redes sociais.

O problema é que nos acostumamos tanto à possibilidade de descobrir informações sobre quem quisermos quando quisermos que essas investigações nas redes sociais nem nos parecem estranhas, mesmo com todas as questões ligadas à perseguição real, como a violação do direito de privacidade. Apesar da grande diferença, claro, entre pesquisas inofensivas no Google e um crime, é importante reconhecer quando uma curiosidade saudável por alguém por quem temos interesse romântico deixa de ser tão saudável assim.

**Confissões de stalkers de redes sociais recebidas por DMs no Twitter #2**

*Um dia, numa festa, conheci um cara que jogava futebol profissional. Não lembrava o nome dele, mas, olhando a escalação do time, o encontrei. Acabei não mandando mensagem, mas gostei de saber que podia encontrá-lo se quisesse. Outra vez, achei no Facebook um garoto com quem trocava olhares na academia havia meses. Eu não sabia o nome dele, de onde ele era, nada. Então fui ao perfil da academia no Instagram e vi todos os seguidores – eram muitos. Levei um tempo, mas finalmente encontrei o cara, entrei em contato e saímos juntos. Nem senti vergonha. Amei a sensação de chegar ao fim da investigação.*

– Mulher anônima, adolescente

Para além da curiosidade, acho que há outro motivo para nossa predisposição a investigar nas redes sociais alguém de quem estamos a fim. Vamos pensar. A forma mais comum de conhecer alguém hoje

EXCESSO DE INFORMAÇÃO

em dia é on-line, e, ao usarmos apps e sites de encontro, fazemos escolhas sobre quem gostaríamos de conhecer baseadas em perfis com nome, várias fotos e um monte de informações soltas, como altura, crença religiosa e o fato de que um dia aquela pessoa comeu um queijo enorme inteiro. O que quer que seja, os perfis em sites e apps de relacionamento *sempre* vêm com alguma informação. Isso nos dá a impressão, quando conhecemos alguém, de que temos direito a saber sobre a pessoa sem precisar perguntar. Por isso, quando só sabemos o nome e a cor do cabelo, nosso instinto é pesquisar nas redes sociais para descobrir mais. Não só porque podemos (e queremos), mas porque sentimos que *precisamos*, para julgar adequadamente se é alguém em quem queremos investir romanticamente.[11]

Ir atrás de quem nos interessa nas redes sociais é muito comum. Infelizmente, não existem muitas pesquisas sobre o assunto, mas, empiricamente, aposto que você ou seus amigos já fizeram isso *pelo menos* uma vez. Eu fiz isso com todo mundo com quem já saí, apesar de, com a exceção de Alex, eu sempre saber o sobrenome, o que torna a pesquisa menos trabalho de detetive e mais vontade de saber mais sobre alguém de quem gosto.

Em 2017, a varejista de beleza e saúde do Reino Unido Superdrug conduziu uma pesquisa com mil pessoas e descobriu que 82% dos europeus e 84% dos estadunidenses já pesquisaram on-line por informações sobre alguém por quem sentiram atração, o que, apesar da amostragem bem pequena, sustenta a teoria de que essa prática é comum. A pesquisa também notou que o Facebook era a plataforma mais usada para essas pesquisas, o que não surpreende, visto que é a que contém mais usuários (mais de 2 bilhões, caso você queira saber) e que lá as pessoas tendem a usar o nome completo, diferentemente do Instagram e do Twitter, onde é mais comum usarem apelidos engraçadinhos, tipo @oliviacooksorganic ou @organicallyolivia (eu

---

11 Um estudo de 2019 publicado no *Proceedings of the National Academy of Sciences* descobriu que 39% de casais heterossexuais relataram ter se conhecido on-line, comparado a 22% em 2009. Apps e sites de relacionamento foram identificados como a forma mais comum para casais se conhecerem. O estudo é baseado em uma pesquisa feita em 2017 entre adultos estadunidenses.

passei por uma fase de querer ser influencer de bem-estar – que durou pouco).[12]

Apesar de seus problemas, stalkear nas redes sociais tem suas vantagens, como oferecer assuntos em potencial, caso a conversa morra. Digamos que você saiu com Alice, 27 anos, que conheceu no Tinder. Após uma hora, você se dá conta de que os últimos 20 minutos foram passados conversando sobre o trajeto do trabalho. Alice pega a linha Victoria do metrô, mas às vezes varia, fazendo baldeação pela linha Northern, apesar de ser mais cheia e barulhenta. Você precisa pensar rápido em um assunto, para que a noite não seja um desastre. De repente você se lembra de um post recente que ela fez no Instagram, em uma exposição na National Portrait Gallery. Você foi à mesma exposição na semana anterior. Você menciona isso, e, magicamente, a conversa passa de anedotas sobre o tempo entre duas estações de metrô para a comparação dos retratos de Lucian Freud e Egon Schiele. Duas horas depois, vocês transam a valer na cozinha da Alice, porque nem aguentaram esperar até chegar ao quarto.

Quando falamos no podcast sobre stalking de redes sociais, Rachel foi só elogios. Para ela, é a forma mais eficiente de verificar as pessoas que conhecemos nos apps de relacionamento e saciar a sede de informação quando se gosta mesmo de alguém. Rachel estava conversando com um cara no Hinge, onde às vezes só dá para ver o sobrenome após o match, e, depois de uma boa investigada no LinkedIn, ela descobriu que ele tinha sido monitor de turma na escola. Foi uma grande vantagem. "Achei ótimo sinal, porque monitores costumam ser gente boa", explicou ela. "São ambiciosos, agradáveis, têm vários talentos. E são o tipo de pessoa que os pais adoram. Acho que é com gente assim que quero ficar."

Perguntei a Rachel o que ela faria se o cara mencionasse ter sido monitor quando eles saíssem. Ela confessaria que já sabia? "Claro que não!", respondeu ela, como se fosse uma pergunta absurda. É essa a questão que envolve stalkear nas redes sociais: é para ser

---

12 Pesquisa disponível em: https://onlinedoctor.superdrug.com/is-it-stalking/.

segredo. A gente pode passar pelo perfil de alguém até os dedos ficarem dormentes, mas não pode contar o que fizemos. Se contássemos, o encontro sairia mais ou menos assim:

> Susie: E aí, o que você costuma fazer aos domingos?
>
> Charlie: Hum, bom, acho que as mesmas coisas que a maioria das pessoas. Malho, leio... tem um lugar de brunch delicioso perto da minha casa que acho que você ia curtir, na real.
>
> Susie: Ah, é? Por quê?
>
> Charlie: Bom, porque eu notei que, em 2017, você postava muito no Instagram sobre o Black Dog de Manchester. E você sempre pedia o café da manhã vegano completo. Esse lugar perto de casa tem umas salsichas veganas deliciosas. Na verdade você já esteve lá, em junho, para um brunch com bebidinhas no aniversário de uma amiga sua. A Kate Avery. Ela parece ótima, adorei a decoração que ela escolheu para a sala. A Ikea merece mais crédito.
>
> Susie: Hum...
>
> Charlie: Que foi?

Esconder o quanto pesquisamos sobre alguém on-line antes do encontro é fundamental para se passar por um ser humano normal. Porque, por mais inofensivas que sejam as intenções, assim que a expomos, essa investigação faz até as pessoas mais sãs parecerem sociopatas. A sensação de alguém regurgitar informação sobre a gente na nossa cara é o mais perto que pessoas normais têm de entender sobre celebridades, cujos fãs alegam saber tudo sobre elas, desde o cachorro que têm até o tipo de substituto de leite que tomam com café. E celebridades não namoram fãs – tenha isso em mente da próxima vez que considerar contar à pessoa que conheceu que você já sabe tudo sobre a sala de estar da melhor amiga dela.

*Confissões de stalkers de redes sociais recebidas por DMs no Twitter #3*

> *Um dia, encontrei o marido da mulher com quem achava que meu namorado estava me traindo. Sabia o primeiro nome dele e, como não o encontrei nas redes sociais, usei o LinkedIn para descobrir onde ele trabalhava, e assim poder entrar em contato com ele. Quando achei a empresa, mandei uma mensagem pelo formulário do site, pedindo o e-mail dele. Recebi e foi assim que confirmei que meu namorado estava me traindo. Claro que não estamos mais namorando.*

— Mulher anônima, 30 e poucos anos

Dito isso, considerando que a prática é bem comum, pode ser interessante quando alguém confessa, desde que faça isso da forma correta. Recentemente, eu estava conversando com um cara no Hinge, e na segunda mensagem ele disse que estava "fuçando" meu perfil no Instagram e começou a fazer perguntas sobre meu trabalho. Foi a primeira e única vez que alguém confessou ter me pesquisado, e foi estranhamente atraente. Ou talvez eu só tenha me sentido tão lisonjeada por alguém "fuçar" meu Instagram que meu ego inflou demais para eu me incomodar com outra coisa.

Dependendo de quanta pesquisa fizer, você pode acabar chegando a suposições exageradas sobre a personalidade de alguém. Considere o Instagram. Só porque alguém posta uma foto linda de uma árvore não significa que a pessoa é fotógrafa, que ama a natureza, nem que se importa com o meio ambiente. Ela pode só achar a árvore bonita naquela foto. Da mesma forma que postar hashtags como #MeToo e #BlackLivesMatter não significa necessariamente que aquela pessoa é aliada desses movimentos; ela pode só estar querendo pagar de desconstruída. Nem todo mundo que posta stories em um show da

EXCESSO DE INFORMAÇÃO

Lizzo é fã da Lizzo (mas, se você não for, está perdendo). Talvez a pessoa só tenha acompanhado o melhor amigo no show porque ele tinha um ingresso sobrando, ou postou uma foto da noite porque a luz estava bacana. Em suma: a não ser que a pessoa de quem você está a fim escreva legendas longas sobre a vida pessoal, elabore sobre a política ou poste vídeos regulares sobre os valores dos quais não abre mão, você nunca vai descobrir nada significativo sobre ela nas redes sociais. É um destaque de melhores momentos, e seria um exagero fazer julgamentos a partir dali.

Eis algumas suposições que podemos fazer sobre parceiros em potencial a partir dos perfis do Instagram:

*Post: Uma selfie tirada no vestiário da academia, onde a luz é boa. Seminu.*
*Legenda: Graças a Deus é sexta #Sextou #FocoForçaeFe #DeHoje TaPago*
*Suposição: Narcisista que vai te culpar por comer carboidratos, mesmo no fim de semana.*

*Post: Rindo no parque com um Aperol Spritz.*
*Legenda: O que rima com Aperol? #Fds?*
*Suposição: Quer ser influencer e vai te convencer que tirar fotos dele é uma diversão.*

*Post: Fumando tabaco enrolado à mão, com filtro mentolado, segurando uma cerveja. Olhos embaçados.*
*Legenda: #Vibes*
*Suposição: Maconheiro que vai te abandonar e se mudar para as ilhas Cayman, onde morará por três anos para aprender reiki.*

Nada disso importa. Pelo menos quando estamos procurando amor. Química sexual, compatibilidade intelectual, conexão emocional... isso, sim, é importante. E não o que encontraremos no perfil do Instagram. O que descobriremos é onde a pessoa tomou brunch no sábado, que tipo de exercício faz e o vinho preferido. O problema é que, quando sabemos tão pouco sobre alguém, é muito fácil formar uma opinião sobre o caráter dela baseada em informações superficiais. E sabemos que é difícil desfazer primeiras impressões. Ao fazer julgamentos tão fortes baseados nos perfis das pessoas nas redes sociais, podemos perder todo tipo de conexão romântica significativa. Por exemplo, pode ser que você se desse superbem com o maconheiro que sonha em praticar reiki. Talvez vocês até fossem para as ilhas Cayman juntos. Mas você nunca saberá se não der uma chance.

É claro que também é possível descobrir coisas mais pesadas sobre alguém nessa pesquisa on-line. No podcast, Rachel explicou que ia encontrar um cara do Tinder, mas desmarcou por causa do que viu no Google. "Pesquisei e achei várias matérias sobre ele quase ter ido preso por atacar alguém com um pedaço de vidro em uma balada", contou ela. Nós duas concordamos que a história podia ser mais complexa, e não é inteiramente justo julgar alguém que não conhecemos com base em um acontecimento cujos detalhes não sabemos. Por outro lado, você optaria por sair com um desconhecido que "atacou alguém com um pedaço de vidro em uma balada" se pode sair com quem não tem esse histórico?

Não são só os parceiros em potencial que podemos querer pesquisar. Pessoalmente, quem mais me interessa nas redes sociais não são os homens com quem vou sair, mas as ex-namoradas deles. Vou ao perfil do cara, descubro quem são as ex-namoradas por sinais óbvios, como legendas de aniversário de namoro, posts de feliz aniversário ou emojis de coração, e passo as cinco horas seguintes analisando semelhanças e diferenças entre mim e essas mulheres – e, crucialmente, o que isso representa para meu futuro com aquele homem. Desde então, reconheci que isso é uma forma de misoginia internalizada – falarei mais disso no capítulo 6 –, mas, na época em que mais fazia isso, achava que estava sendo apenas insegura e enxerida.

Não ajuda o fato de eu sempre namorar gente cujas ex-namoradas são extremamente diferentes de mim. Entre essas ex-namoradas estavam uma dentista que se tornou uma pintora de retratos de sucesso e uma sósia da Eva Green que se vestia quase exclusivamente com roupas vitorianas. Também tinha uma comentarista política cuja bio no Twitter dizia "fode que nem uma atriz pornô". Fiz julgamentos rasos sobre todas essas mulheres baseada nos perfis das redes sociais, muitas vezes criando histórias na minha cabeça sobre o que elas devem ter feito de errado para que os relacionamentos chegassem ao fim. Eu me reconfortei por me sentir tão diferente delas, considerando que os relacionamentos delas tinham acabado, sendo que os meus estavam só começando. Mas nunca conheci nenhuma delas. E, se namoramos os mesmos homens, devíamos ter mais em comum do que eu pude enxergar nas redes sociais.

Por que nos tornamos tão cheios de opiniões? De novo, acho que é, pelo menos em parte, culpa dos apps e sites de namoro. Neles, podemos pular alegremente de usuário em usuário mais rápido do que somos capazes de selecionar o "emoji de berinjela". Se um cara tiver menos de 1,80 metro, já era. Vamos passando até achar um mais alto. Se uma mulher tiver olhos castanhos mas você sonhar com uma de olhos azuis, por que não continuar passando até encontrá-la? Nós nos tornamos muito exigentes. Tão exigentes, na verdade, que coisas bobas como altura e cor dos olhos podem ser os motivos para ignorar alguém e escolher outra pessoa. Fomos tão condicionados a dar o "match" perfeito que, se alguém não atender a nossos critérios cada vez mais específicos, a pessoa é descartada. Não é de surpreender que usemos as mesmas qualidades críticas quando olhamos perfis nas redes sociais, onde, assim como nos apps e sites de namoro, as coisas mais insignificantes podem ser um balde de água fria.

O objetivo até agora foi explicar por que stalkear nas redes sociais pode ser nocivo quando queremos nos apaixonar. Mas também pode ser nocivo quando queremos encerrar uma relação. Vamos falar de términos. Processar o fim de um relacionamento é horrível. Nossos amigos fazem tudo que podem para ajudar, nos arrastam para festas para bater papo furado com desconhecidos, pedem mais uma taça de vinho quando chegamos ao último gole. E gentilmente nos estimulam a pegar outra pessoa para superar o ex. Mas isso é ainda mais difícil hoje do que já foi um dia. Graças às redes sociais, ninguém sai totalmente da nossa vida. Claro que podemos bloquear. Talvez possamos até apagar todas as fotos postadas juntos, como discutimos no capítulo anterior. Podemos até deletar todas as nossas redes sociais. Mas nada disso vai conter a compulsão de ver o que um ex está fazendo na vida pós-nós. Ele está feliz? Como vai a carreira? E, especialmente: ele me superou?

É muito comum procurar nas redes sociais pessoas com quem terminamos. Tão comum, na verdade, que o Facebook tem uma ferramenta para impedir que os usuários façam isso. Existem até pesquisas sobre o assunto. Em 2015, Tara Marshall, uma psicóloga britânica da Universidade de Brunel, descobriu que até um terço das pessoas procura ex-parceiros nas redes sociais pelo menos uma vez por semana.[13] "Vigilância pelo Facebook costuma ser vista como uma resposta típica e inofensiva a um término, mas descobri que esse tipo de pesquisa no Facebook pode obstruir o processo natural de superar um rompimento", escreveu Marshall, na época. A pesquisa provou que procurar ex-parceiros nas redes sociais só dificulta o processo de superar. Desde então, ela fez mais pesquisas de acompanhamento, sugerindo que agora as pessoas usam várias plataformas para obter informações sobre o ex. Posso confirmar, visto que, após meu término recente, bloqueei meu ex no Instagram, para não ver mais os stories dele – um lembrete constante da dor que estava tentando processar. Eu estava me iludindo de que havia de

---

13 Tara Marshall, professora na universidade Brunel, *The Conversation*, dezembro de 2015.

fato cortado o canal, porque poucos dias depois reparei que ainda éramos amigos no Facebook e nos seguíamos no Twitter, duas redes que davam muita informação sobre o que meu ex andava fazendo. Também reparei que, se me viesse a compulsão de olhar o perfil dele no Instagram, eu poderia simplesmente desbloqueá-lo temporariamente e depois bloqueá-lo de novo. Ele nem teria como saber – só se estiver lendo este livro.

Há diferentes motivos para querermos pesquisar sobre um ex nas redes sociais. Algumas pessoas o fazem por puro tédio ou curiosidade. Marshall descobriu que essas pessoas têm menos tendência a pesquisar com frequência e menor probabilidade de sofrer consequências negativas. Contudo, aquelas que têm o hábito mais regular provavelmente o fazem por ciúmes, me explicou Marshall. "Elas querem ver se o ex está com um novo parceiro." Algumas pessoas, ela acrescentou, não estão seguras em relação ao término do relacionamento – talvez sintam que não acabou de fato – e pesquisam os ex-parceiros em busca de pistas. Para mim, era uma combinação de curiosidade e ciúme. Eu estava curiosa sobre a vida do meu ex sem mim, e tinha ciúme das pessoas com as quais ele podia me superar.

Esse comportamento não é saudável, obviamente. Ninguém se sente bem perdendo uma hora vendo o perfil de um ex no Instagram, e depois mais duas revirando o Instagram do novo parceiro daquele ex. É o ápice da autodestruição, e a pesquisa de Marshall indica que essa tendência aumenta a angústia quanto ao término, alonga a saudade do ex e revive o desejo sexual por ele. Ainda assim, é um pouco viciante.

Não ajuda o fato de saber que nosso ex também está de olho na gente. No Instagram, por exemplo, temos acesso a todo mundo que visualizou nossos stories. Isso inclui ex-parceiros, primeiros amores e pessoas que sumiram sem dar sinal – a prática também é conhecida como orbiting, ou "orbitar", sobre a qual falei na introdução deste livro. Também há vários apps pagos cuja função é dizer quem está de olho no nosso Instagram. Como esperam que a gente supere alguém que podemos literalmente ver que está nos vendo?

A pior parte é que inevitavelmente interpretaremos significados a partir daí. Sei que eu faço isso, apesar de às vezes ver stories de gente com quem não falo há dez anos e, portanto, saber que não é tão simples. Mesmo assim, por algum motivo, se vejo que um ex está vendo meus stories, interpreto como sinal de que ele ainda sente algo por mim. Considere Jack, por exemplo. Levei anos para superar aquele quase relacionamento, entre outras razões porque eu não parava de achar motivos para me convencer de que ele *ainda* estava interessado em mim. O fato de que ele sempre via meus stories estava entre esses motivos.

Conferir as redes sociais do ex é um hábito ruim que todos devemos deixar para lá, mas não é simples – não basta deixar de seguir ou desfazer a amizade (afinal, ainda é possível visitar o perfil), apagar os apps do celular (ainda dá para acessar pelo navegador), nem mesmo bloquear a conta em todas as redes (ainda dá para ver o perfil se você deslogar da sua conta e procurar no Google). Tem até quem crie perfis falsos para ficar de olho nos canais dos ex sem que eles saibam – uma pesquisa recente conduzida por uma empresa de cibersegurança dos Estados Unidos descobriu que, de 2 mil pessoas, quase metade confessou ter contas alternativas só para ficar de olho em parceiros antigos ou atuais.[14]

A chave é se questionar sobre o porquê. Por que você sente o impulso de stalkear seu ex? É só intromissão? Ou negação por não ter superado? Se for este segundo caso, a principal pergunta a se fazer não é "como parar de stalkear meu ex nas redes sociais?", mas "como superar o término?". É uma pergunta complexa, com respostas ainda mais complexas. Certa vez me disseram que, para superar uma pessoa, levamos metade do tempo que passamos com ela – isso significa que, se você está saindo, digamos, de um relacionamento de quatro anos, serão necessários dois anos para superar. Eu me recuso a aceitar esse mito, e não só porque já passei meses

---

14 Pesquisa NortonLifeLock, 2020, 2.000 estadunidenses questionados. Disponível em: https://investor.nortonlifelock.com/news/news-details/2020/Nearly-Half-of-Americans-Admit-to-Stalking-an-Ex-or-Current-Partner-Online/default.aspx.

EXCESSO DE INFORMAÇÃO

(às vezes anos) de luto por relacionamentos que duraram meras semanas ou que existiram quase unicamente na minha cabeça.

Quando entrevistei o psicólogo americano Guy Winch, autor de *Como curar suas feridas emocionais*, para o *Independent*, ele compartilhou dicas valiosas, com embasamento científico, para superar alguém. Ele explicou que estudos de imagens do cérebro feitos por ressonância magnética descobriram que passar por um término, ou "se abster do amor romântico", como ele descreveu, pode ativar os mesmos mecanismos cerebrais acionados quando uma pessoa viciada está em abstinência de drogas e álcool. É por isso que a sensação é tão tórrida quando tentamos superar alguém por quem ainda estamos apaixonados – literalmente precisamos nos desintoxicar, como se fosse uma substância viciante.

Entre as dicas de Winch para superar alguém – a primeira sendo não pesquisar a pessoa nas redes sociais – está buscar não inventar explicações para o término. "Aceite qualquer explicação que se encaixe nos fatos e que mantenha sua autoestima intacta, como a pessoa não querer compromisso, ter permitido se afastar emocionalmente e não mencionar até ser tarde demais, ou apenas não ser quem você achou que fosse", disse ele. Winch também sugeriu procurar o apoio de amigos e remover qualquer lembrança do relacionamento que possa aumentar a dor, como mensagens e fotos. Uma das coisas que sempre fiz após um término foi apagar todos os SMS e mensagens de WhatsApp trocados com aquele ex. Se não fizer isso, acabo passando por elas e relendo tudo, revivendo nosso relacionamento do início ao fim, tentando entender o que deu errado. Apagar o número da pessoa também ajuda, o que aprendi com meu ex mais recente: eu me peguei frequentemente clicando no nome dele no WhatsApp só para ver se ele estava on-line, porque, se estivesse, eu ficava olhando para aquela palavra, como se me aproximasse dele de novo.

Quando falamos sobre superar términos no podcast, a atleta olímpica Victoria Pendleton disse que se desafiar fisicamente ajuda. Então, enquanto estava no processo de se separar do marido, Scott Gardner, com quem estava havia cinco anos, ela foi escalar o Everest. "O divórcio estava sendo processado havia anos [antes de ela anunciar publicamente na volta do Everest], mas eu estava me contendo porque não queria pressão e estresse a mais, considerando as preparações para o desafio", disse ela. Na escalada, Pendleton sofreu hipóxia cerebral, ou seja, seu cérebro foi privado de oxigênio. Então ela não conseguiu chegar até o fim. Um efeito desencadeado pela hipóxia cerebral é a depressão, que Pendleton sofreu ao voltar para o Reino Unido. "Isso se somou ao fato de que eu achei que já tinha resolvido tudo em relação ao divórcio. Pensei 'pronto, tranquilo'. Aí levei um choque de realidade e fiquei abalada. Foi uma época de incerteza muito difícil, e a ideia de ir a outro ambiente era algo que eu achava que precisava muito fazer."

Pendleton fez as malas e partiu para outra aventura: seis semanas em um retiro de saúde só para mulheres na Costa Rica. Sophie Everard, amiga próxima de Pendleton e responsável pelo retiro, chamado Mad to Live [Loucas por viver], explicou que muitas das mulheres que frequentam o local estão passando pelo término de uma relação. "Eu e minha gerente de operações chegamos a comentar: 'Se a gente ganhasse uma libra cada vez que chegasse uma mulher que acabou de terminar um relacionamento, ou que está pensando nisso, seríamos milionárias'", disse Everard no podcast. "Elas procuram algum tipo de alento." Esportes radicais ajudam a construir resiliência, o que é muito necessário na superação de um término. Vamos considerar o surfe, uma das atividades centrais nos retiros de Everard. "Você é derrubada constantemente pelas ondas, cai com tudo, leva caldo, mas se levanta, se levanta e se levanta. E isso meio que te ensina a ter a resiliência de sacudir a poeira e dar a volta por cima."

Na tentativa de processar um término, pode ser muito tentador concentrar toda a energia no que fizemos de errado, acrescentou Pendleton. "É muito fácil se culpar. 'Tenho algum problema, por que não me amam, por que não me querem?' E isso não desaparece. Todo mundo diz: tenha paciência. Eu sou extremamente impaciente."

Esportes radicais podem ter ajudado Pendleton a lidar com o término, mas pode ser que outra coisa totalmente diferente te ajude. Talvez você se dedique a um projeto profissional ou desenvolva um

## EXCESSO DE INFORMAÇÃO

novo hobby criativo. Para mim, o truque para superar meu término mais recente foi correr, meditar e dedicar toda a minha energia ao trabalho e às amizades. Não é um processo fácil – a cura nunca é rápida –, mas isso tudo ajuda. O que certamente não ajuda é visitar o perfil do Instagram do meu ex às duas da manhã para tentar descobrir se ele está transando com alguma das mulheres que começou a seguir recentemente.

capítulo 5

# AMOR AO PRIMEIRO MATCH

Levei três meses para reparar que tinha algum problema com Will. A gente se conheceu no Bumble. Eu fiz uma piada sobre uma foto boba dele fazendo tirolesa; ele elogiou meu sorriso. Logo começamos a conversar sobre nossos festivais de música preferidos, por que *In Rainbows* é o álbum menos valorizado do Radiohead e que raça de cachorro preferiríamos ser – que não necessariamente é a raça que preferiríamos ter. Ele pediu meu telefone e passamos a conversar pelo WhatsApp.

Era a primeira vez que eu usava apps de relacionamento e, até ali, parecia bastante simples. Will era um educado feminista de olhos verdes. Parecíamos ter muito em comum, o que bastou para que eu o convidasse para tomar um drinque. "Pode ser terça ou quarta?", ele perguntou. Eu trabalhava até tarde na quarta, então sugeri que nos encontrássemos em um pub no Soho às 20h30. "É um pouco tarde para o meio da semana. Pode ser outro dia?" "Claro! Vamos remarcar", respondi, me perguntando quem, aos 25 anos, acha que 20h30 é tarde. Seis dias depois, ainda não tínhamos marcado. Tentei de novo: "Que tal quinta?". Ele estava ocupado. "Quarta?" Talvez, ele me avisaria no dia. "Tranquilo."

Essas sofridas idas e vindas duraram semanas. Sempre que Will estava livre, eu estava ocupada, e vice-versa. O flerte acabou se perdendo, e só conversávamos sobre nossos horários. "Será que casamento é assim?", pensei. Finalmente ele sugeriu uma data em que eu conseguiria ir. Marcamos de nos encontrar em um aconchegante pub no norte de Londres. Marcamos às 19 horas, um horário bem razoável, mas três horas antes do horário marcado ele me mandou uma mensagem: "Mil desculpas, achei que hoje estaria melhor, mas tô gripadíssimo. A gente pode remarcar? Juro que não é do meu feitio fazer isso".

Will sumiu pouco depois disso. Minha última mensagem para ele foi uma pergunta sobre os planos que ele tinha para um fim de semana. Duas semanas depois, ele sequer tinha lido. Sei o que se deve fazer numa situação como essa. Beijinho no ombro, bater o cabelo, comprar um vestido novo e conhecer um cara aleatório chamado Jude no pub, chamá-lo de Rory e se agarrar horrores com ele. Mas eu nunca tinha sofrido ghosting antes, e não quis aceitar a derrota. Fiz a única coisa que as amigas sempre dizem para não fazer nessa situação: mandei mais uma mensagem. "Você morreu?".

Ele respondeu no dia seguinte. "Desculpa pelo meu comportamento de merda. Não quero desperdiçar seu tempo. Acabei de sair de um relacionamento e não quero te enrolar. Você parece legal demais para sofrer esse meu tratamento escroto, já que não estou procurando nada sério (não que você esteja, necessariamente!), então acho melhor a gente não se encontrar. Espero que isso faça algum sentido e que a gente esteja de boa."

"Ah, meu Deus, isso é SUPER compreensível", respondi. "Coitado, espero que esteja tudo bem, cara. Que coisa curiosa, eu estou passando por uma situação parecida. Rs. Valeu." Eu não estava em situação parecida, na verdade eu não transava fazia dois anos. Jurei que nunca mais usaria um app de relacionamento, mas baixei o Hinge na semana seguinte.

Por volta de um terço da população dos Estados Unidos já usou apps ou sites de relacionamento – e a proporção chega a quase a metade na faixa dos 18 aos 29 anos.[15] Mais de 340 milhões de pessoas baixaram o Tinder desde seu lançamento. São 476 milhões no Badoo. Mais 95 milhões no Bumble. E 70 milhões no Happn. Sete milhões no Plenty of Fish, 6 milhões no Grindr, 4 milhões no Her.[16] Quase todas essas plataformas funcionam de forma parecida. Aparece um perfil, normalmente com uma foto, um nome (sem sobrenome) e algumas informações soltas, como a frequência com que a pessoa bebe, se usa drogas, crenças religiosas, tendências políticas e às vezes até a frequência de exercício físico e o signo astrológico. A gente considera se é alguém com quem pode rolar um clima e desliza para a direita (no caso positivo) ou para a esquerda (no caso negativo). Aí aparece outro perfil. E mais outro. E outro. Bem-vindo ao novo mercado sexual, onde amor e sexo são negociados com a mesma facilidade de ações e investimentos.

Parece simples, né? Se não para encontrar alguém para se apaixonar, pelo menos para encontrar alguém para transar. Ainda assim, como já mencionei, millennials aparentemente transam menos do que gerações anteriores. Em 2018, um artigo sobre o assunto, chamado de "recessão do sexo", viralizou no site *The Atlantic*.[17] A matéria indicava pesquisas que sugeriam que os jovens de hoje têm menos parceiros sexuais do que a geração X tinha na mesma idade. Há muitos motivos possíveis, desde altas taxas de ansiedade e cultura de pegação até pornografia violenta e estrogênio ambiental liberado pelos plásticos. Outro motivo sugerido foi o uso de apps de relacionamento. O artigo citava uma pesquisa do Tinder que afirmava que a empresa registra 1,6 bilhão de arrastadas por dia, mas só 26 milhões de matches. A implicação é que, apesar de muita gente estar usando o aplicativo e arrastando para a direita ou para a esquerda, só algumas poucas pessoas de fato conversam

---

15 Pew Research Center, 2020. Pesquisa com 4.860 adultos dos Estados Unidos conduzida em outubro de 2019. A pesquisa descobriu que a quantidade de pessoas que usam apps e sites de relacionamento no país cresceu com o tempo.

16 Dados de junho de 2020.

17 Kate Julian, "Why are young people having so little sex?" [Por que os jovens estão transando tão pouco?], *The Atlantic*, dezembro de 2018.

com outros usuários, e ainda menos pessoas se encontram. Qual é o problema?

Nenhum app de relacionamento é idêntico. Há os maiores, alguns dos quais mencionei antes e, apesar de muitos serem bem parecidos, alguns se destacam. O Happn, por exemplo, que mostra pessoas solteiras cujo caminho cruzamos recentemente. E o Hinge, cujo perfil é preenchido com respostas a questões que podem variar entre "Estou procurando...", "Tenho orgulho de...", "Recentemente no banho pensei...", "Mandando mensagem, sou do tipo que...". Além disso, no Bumble, em encontros heterossexuais, é a mulher que precisa iniciar a conversa. Esse diferencial se baseia na ideia arcaica de que só homens tomam a iniciativa. Claro que não é verdade. Mesmo assim essa gracinha bastou para me convencer de que o Bumble era o aplicativo onde estavam todos os homens gostosos e feministas – por isso foi o primeiro que baixei. Alguns apps alegam facilitar relacionamentos (o slogan do Hinge é "feito para ser deletado"), enquanto outros se vendem como apps de pegação. Considere a campanha de marketing de 2018 do OKCupid, que usou o slogan "DTF", uma sigla para *"down to fuck"* [algo como "pronto pra transar"], mas substituindo seu significado original por declarações como "Down to Fall Head Over Heels" [topo me apaixonar perdidamente] e "Down to Furiously Make Out" [topo beijar loucamente]. Enquanto isso, propagandas recentes do Tinder envolveram slogans como "Parabéns pelo pé na bunda", "Solteiros fazem o que bem entendem" e "Solteiros não precisam voltar cedo para casa".

Além disso, existem vários apps de nicho, adequados para todos os gostos e peculiaridades. Se você gosta de homem barbudo, por exemplo, pode baixar o Bristlr. Se curte bombeiros, enfermeiros, policiais ou qualquer profissional de uniforme, experimente Uniform Dating. E se tiver fantasias sexuais sobre bacon e fantasias de bacon sobre sexo, baixe correndo o Sizzl, um app que te conectará com outros amantes de bacon e que pede que declare no perfil como você prefere consumir a iguaria. Também há apps que selecionam quem entra. Por exemplo, Toffee Dating, para quem estudou em escola particular, e Luxy, que recruta "solteiros de alto escalão". Por fim, há o Raya, uma espécie de clube exclusivo dos apps, que atrai atores, modelos, músicos e, bem, gente que tem cara de ator, modelo e músico. Dizem que Cara Delevingne, Zach Braff e Amy Schumer já usaram o app.

Segregar solteiros de acordo com classe, educação e interesse não só é bizarro e distópico, mas também contraproducente para ajudar as pessoas a se apaixonarem. Isso acontece porque, muitas vezes, aqueles por quem nos apaixonamos nos surpreendem completamente. Não são as pessoas que procuramos, mas as que poderíamos deixar passar. Pergunte a qualquer casal que se conheceu fora da internet o que eles pensaram um do outro quando se conheceram, e garanto que pelo menos metade dirá que não esperava que fossem dar certo juntos. Vão dizer coisas como: "Nunca achei que fosse namorar alguém que trabalha em banco", "Não achei que poderia gostar de alguém que mora fora da minha cidade" e "Nunca imaginei me apaixonar por alguém que adora tofu".

Casais inesperados funcionam; às vezes são os melhores. E os apps de relacionamento os impossibilitam, porque dependem da nossa habilidade de prever o tipo de pessoa com quem devemos nos relacionar. Essas previsões normalmente são baseadas em fatores superficiais, como a aparência da pessoa, a faculdade em que ela estudou e a frequência com que come bacon. Os apps também encorajam decisões rápidas – *muito* rápidas. Pense na velocidade com que passamos pelos perfis quando usamos apps de relacionamento. Suponha que você considere cada perfil por dois segundos (eu normalmente só levo um segundo, mas vamos ser generosos). Em dez minutos no app, você vai passar por 1.200 perfis. É gente o bastante para lotar 21 ônibus de Londres.

Há quem afirme que podemos identificar por quem nos atraímos em até um quinto de segundo. Atração, dizem, é instantânea. Apesar de alguns estudos sustentarem essa ideia, eles são todos baseados em interações cara a cara, e não entre pessoas separadas por uma tela.[18] Além disso, atração nem sempre é imediata. Como poderia ser, se nós todos conhecemos casais que se apaixonaram depois de cinco anos de amizade? Ou aqueles que não se suportavam no começo? Na vida real, podemos levar minutos, meses, até anos para decidir se gostamos de alguém. Em um app de relacionamento, tomamos essas mesmas decisões em alguns segundos.[19] E, quando tomamos decisões rápidas, especialmente tantas de uma vez, é inevitável cometermos erros.

Vamos olhar os perfis nos apps de relacionamento. É um assunto que já abordamos bastante no podcast. Quando Rachel apresentava o programa comigo, tínhamos um segmento recorrente chamado "bio da semana", em que líamos nossas apresentações preferidas nos perfis de apps de relacionamento, escolhidas entre o que víamos ou o que ouvintes mandavam. Hoje o segmento ficou datado, visto que muitos apps permitem que usuários divulguem muito mais do que só a idade, a altura e uma "bio" curtinha. Na época, os apps que nós e os ouvintes mais usávamos eram o Tinder, o Bumble e o Grinder, que ainda eram todos limitados a esse esquema.

Eis algumas das minhas apresentações preferidas, mandadas por ouvintes:

> 10 pontos se você adivinhar meu nome

---

18 Neuroimaging of Love: fMRI Meta-Analysis Evidence toward New Perspectives in Sexual Medicine [Neuroimagens do Amor: Evidências de Meta-Análise de fMRI para Novas Perspectivas na Medicina Sexual], 2010. Disponível em: https://onlinelibrary.wiley.com/doi/abs/10.1111/j.1743-6109.2010.01999.x.
19 Martin Graff e Emily Welsby, "Decision Making in Tinder" [Tomada de decisões no Tinder], Universidade de South Wales, 2019. Esse estudo descobriu que homens e mulheres levam, em média, 1,4 segundo para decidir se vão arrastar para a direita ou para a esquerda no Tinder.

Sabe quem mais gosta de comida e de viagem? Todo mundo

Já pedi desculpas para uma porta automática

E algumas das piores:

Salvando vidas e comendo minas

Sou muito exigente, então não se ofenda

É minha sobrinha na foto

As pessoas escrevem coisas muito estranhas nos perfis. Um dos meus lugares preferidos para ficar chocada com essas pérolas ridículas é uma conta no Instagram chamada @Tories_of_Bumble. É, como sugere o nome, uma página dedicada a perfis do Bumble, do Hinge e de outros apps que indicam claramente que o usuário é um Tory – ou seja, do partido conservador britânico – ou um babaca tremendo, ou as duas coisas. Pense em caras do mercado financeiro de cartola postando fotos de um fim de semana de caça entre parças.

Eis uma seleção de bios postadas no perfil:

Fico igualmente confortável em um baile na favela e um jantar de gala no campo

Mercado financeiro, com patrimônio de mais de 3,5 bilhões de libras. Agora se interessou?

Conservador nas urnas, liberal na cama

Às 2h de um sábado você pode me encontrar enchendo a cara de coisa boa

Uma causa social importante para mim: o bem-estar do 0,1% no topo

É fácil rir disso, mas o que escolhemos escrever no nosso perfil nos apps de relacionamento é importante, porque é o que temos a oferecer além das fotos. O que escolhemos colocar ali inevitavelmente dirá muito sobre nós e pode ser fator determinante para alguém arrastar para a direita ou para a esquerda.

Quando Louise Troen – na época líder de Comunicação do Bumble – participou do podcast, ela deu conselhos para mim e para Rachel sobre nossos próprios perfis. O da Rachel ganhou nota dez. Ela tinha escolhido perfeitamente a foto principal: um retrato bem iluminado em que estava de batom vermelho e com a mão na cintura. As outras fotos a mostravam fazendo várias atividades, como mergulho, esqui e tomando um brunch. As fotos refletiam os interesses de Rachel, exatamente como um perfil de app de relacionamento deve fazer. Na bio, ela escrevera: "Apaixonada por manteiga de amendoim, fluente em francês e alemão, otimista, inimiga de coentro, 1,75m". A isso se seguia uma variedade de emojis: um brinde de champanhe, um abacate e uma mulher levantando peso. Troen achou ótimo. Já a análise do meu perfil foi outra coisa. Na minha foto principal eu estava de capacete, então mal dava para ver meu rosto. Foi meu primeiro erro. A segunda era uma foto em que eu estava vestida de chapeleiro maluco – fantasias são má ideia – e a terceira, uma em que eu estava afundada em um sofá inflável no festival Glastonbury. Reparei que em todas as fotos eu tentara, inconscientemente, disfarçar minha aparência. De acordo com Troen, isso não era muito útil, já que outros usuários precisariam me ver para analisar devidamente. Minha bio também era ruim: "Comporte-se direitinho, porque provavelmente escreverei sobre você". Era verdade, claro, visto que agora escrevi um livro contendo histórias sobre quase todo mundo que namorei, mas Troen disse que essa declaração poderia soar intimidadora. Eu troquei simplesmente por "comporte-se" – o que não surtiu muito efeito, já que ninguém me obedeceu.

Apesar de Troen insistir que o perfil de Rachel era um exemplo perfeito de como os perfis devem ser, ainda não a representava. Pelo menos para mim. Conheço Rachel muito bem; se eu visse o perfil dela sem conhecê-la, a acharia um pouco, digamos, genérica. Talvez isso seja apenas um indício de que ela não é meu tipo, até aí tudo bem. Mas, conhecendo Rachel, não tem nada de genérico nela. A energia de Rachel é contagiante. Ela é interessante, inteligente e, apesar de falar a mil por hora sem nem respirar direito, em questão de minutos ela faz qualquer um cair na gargalhada, como se já conhecesse a pessoa há anos. Sei que Rachel e eu não nos conhecemos em um encontro romântico, mas o que quero dizer é o seguinte: podemos saber muito mais informações de alguém que está fisicamente na nossa frente. O som da voz. As expressões faciais. O cheiro. A sensação de fazer contato visual ou de rir junto. Em suma, assim temos uma noção muito mais completa daquela pessoa e da nossa compatibilidade. Em aplicativos, não temos nada disso. A primeira impressão de um perfil de app de relacionamento sempre vai ser substancialmente diferente, e menos precisa, do que a primeira impressão ao vivo.

**Confissão de relacionamento das minhas mensagens no Bumble #1:**

*[Contexto: ele tinha uma foto comendo um bagel de arco-íris no perfil e a profissão era "cineasta"]*

*Eu: Bagels de arco-íris têm gosto de arco-íris mesmo?*

*Christopher: Não. Têm gosto de bagel normal.*

*Eu: Que pena. Perderam uma oportunidade. Parece até ser feito só pro Insta.*

*Christopher: Acho que a comunidade de padeiros de Brick Lane usa bastante o Insta. Só não encontrei os perfis ainda.*

*Eu: Sem dúvida. Que tipo de filme você faz?*

*[Um mês depois]*

*Eu: Curtas, então? Legal. Soube que estão voltando à moda.*

*Christopher: Foi mal! Não tenho notificações ligadas neste app. Qual é seu número?*

*Eu: Eu estava esperando uma gargalhada pela minha excelente piada, mas tranquilo. [Passei meu número.] Você pode distribuir gargalhadas por mensagem/WhatsApp.*

*[Um mês depois, ainda nada de mensagem.]*

*Eu: Senti cheiro de perfil fake.*

O perfil em um app de relacionamento é uma versão selecionada e com curadoria de uma pessoa. Não importa quanta informação exista lá, sempre será uma representação superficial de quem somos, porque escolhemos as fotos e as informações que divulgamos. Foi essa uma das razões para a escritora Bolu Babalola abandonar todos os apps de relacionamento, como ela contou quando foi ao podcast conversar sobre seu livro, *Love in Colour* [Amor em cores]. "Eu experimentei, mas fico enjoada de verdade quando uso", contou ela, lembrando que tentava escrever a bio e sentia que não refletia quem ela era de fato. "Não combina comigo. Foi uma liberdade e tanto quando entendi 'Ah, só não faz mesmo meu estilo'. Porque, no começo, me senti esquisita, já que todo mundo estava usando. Mas não é porque funciona para os outros que vai funcionar para você."

Quando o escritor Raven Smith foi ao podcast falar de apps de relacionamento, ele os descreveu como um jogo. "Você tenta ganhar", explicou. "E [se não der certo], você tem outra vida. Não é de verdade, porque é só uma tela. Assim como quando morremos em um videogame, é só voltar à vida e tentar namorar de novo." A sensação de usar um app de relacionamentos é mesmo a de jogar um videogame, passando de uma pessoa para outra. Talvez seja por isso que os usemos tão distraidamente. Arrastamos no banheiro, no trabalho e vendo televisão. É quase sempre uma atividade secundária, raramente o foco principal. É por isso que, ao passarmos por centenas de perfis nos apps a cada poucos minutos, é bem difícil enxergar aqueles personagens como seres humanos. Em vez disso, se tornam símbolos intercambiáveis em um jogo estranho que estamos todos jogando.

A quantidade esmagadora de opções nos apps pode ser paralisante e criar o que o psicólogo estadunidense Barry Schwartz chama de "paradoxo da escolha". Em seu livro de 2004, *O paradoxo da escolha: por que mais é menos*, ele disse sobre namoros on-line: "Ter uma grande variedade de opções à disposição pode diminuir a atratividade do que as pessoas *de fato* escolhem. Em vista do leque de atrações perdidas nas opções não escolhidas, o prazer causado pela escolha acaba diminuído". Em outras palavras, ter tantos usuários solteiros à disposição torna quase impossível escolher só um, o que dificulta muito a monogamia. Sexo casual, por outro lado, é muito mais fácil, então não surpreende que pesquisas indiquem que o aumento dos relacionamentos on-line leve a uma diminuição geral no comprometimento.[20]

Essa vasta quantidade de opções tem outra desvantagem mais traiçoeira, porque muda a forma como tratamos as pessoas. Pesquisas indicam que ver tantos usuários de uma vez nos apps cria uma cultura de descartabilidade. É parecido com fast fashion.[21] Arrastar para a direita ao ver uma pessoa (comprar uma camiseta de R$ 10 na Shein), ver se rola um clima (vestiu bem?), se não gostar (não vestiu bem), dar um perdido (jogar a camiseta fora) e voltar a arrastar (entrar no AliExpress). Tudo isso significa que estamos menos propensos a nos satisfazer com qualquer pessoa, ou com qualquer blusinha de R$ 10. "Vivem nos dizendo que tem coisa melhor logo ali", disse Smith, que conheceu o marido pessoalmente, antes do boom dos

---

20 Dan Slater, *Love in the Time of Algorithms* [Amor nos tempos de algoritmos], 2013.
21 Em 2011, Mark Brooks, consultor de empresas de apps e sites de relacionamento, publicou os resultados de uma pesquisa de mercado intitulada "How Has Internet Dating Changed Society?" [Como o namoro on-line mudou a sociedade?] e concluiu que "namorar on-line tornou as pessoas mais descartáveis".

apps de relacionamento. "Penso na minha avó indo comprar um suéter vermelho. Tem duas lojas no centro da Ilha de Wight. Então, ou ela compra o suéter vermelho da Woolies, que fica meio comprido, ou da loja de tricô, que é de um vermelho vibrante demais. Mas são essas as duas opções que ela tem. Na nossa cultura, estamos em uma eterna busca pelo suéter vermelho perfeito. Não paramos até nosso índice de perfeição ser atingido."

As consequências disso são óbvias. Quando encaramos algo como descartável, sejam roupas ou pessoas, temos mais probabilidade de tratá-lo mal. Pense em todas aquelas "tendências" horrorosas de relacionamentos. Além daquelas que eu já mencionei (ghosting, orbiting e breadcrumbing), tem stashing (quando quem você está namorando não quer te apresentar para a família), cookie-jarring (manter várias opções de reserva para o caso de o relacionamento atual não funcionar) e curving (parecido com ghosting, mas, em vez de sumir do nada, a pessoa vai sumindo aos poucos). Os comportamentos que esses termos descrevem são quase sempre insensíveis e cruéis, e surgiram como consequência direta da cultura dos apps de relacionamento, porque normalmente são os apps que os inventam. A cada poucos meses, recebo um press release de algum dos principais apps ou sites, listando pelo menos dez novas tendências notáveis. Podem ser baseadas em qualquer coisa, e é qualquer coisa *mesmo*, como personagens da ficção (tipo "fazer a Elsa", quando alguém para de responder às mensagens e acaba te dando um gelo) ou época do ano (como "Marley", entrar em contato com um ex só porque não quer ficar sozinho no Natal).[22]

Já fui vítima dessas "tendências", mas também já as pratiquei. Uma vez saí com um cara que conheci no Bumble, e o encontro estava insuportavelmente chato, ele não era tão engraçado pessoalmente quanto no WhatsApp. Então fui ao banheiro e pedi à minha amiga que me ligasse cinco minutos depois, alegando uma "emergência": uma fuga óbvia e nada criativa. Depois, quando ele me mandou uma mensagem, eu dei um perdido nele. Outra vez, convidei um ex para

---

22 Referência ao personagem Marley, do livro *Um conto de Natal*, de Charles Dickens. [N. E.]

um encontro porque achei que isso me daria clareza em relação a um casinho com alguém que eu tinha conhecido no Hinge – acho que não tem termo para isso, mas deveria ter, porque não é lá uma atitude muito legal. Eu não me comportaria assim com alguém com quem minha primeira interação tivesse sido em carne e osso, mas o fato de termos nos conhecido pelos apps me deu a sensação de que eu poderia fazer qualquer coisa, sem consequências.

**Confissão de relacionamento das minhas mensagens no Bumble #2:**

*[Contexto: ele listou "bom de cama" como profissão.]*

*Eu: Bom de cama... ah, para! Isso não é um trabalho.*

*Simon: É uma vida honesta. Eu não estou questionando o que você faz para ganhar a vida.*

*Eu: Jornalismo não é um trabalho honesto. Fake news e tal.*

*Simon: É, mas você fala como se fosse um tipo diferente de mercenária.*

*Eu: A diferença é tão gritante que tem gosto e cheiro.*

*Simon: Sendo assim, posso lamber seu perfil do LinkedIn?*

Até mesmo sair com alguém que conhecemos no app é menos emocionante do que com alguém que conhecemos ao acaso. Os apps tiram qualquer espontaneidade da experiência, já que todo mundo está ali pelo mesmo motivo: conhecer alguém. Não há ambivalência, o que pode não só fazer os encontros em si serem meio forçados, mas também pode criar pressão, como disse Babalola no podcast: "Tem aquele [clima] de 'Ah, estamos os dois aqui para conhecer alguém e torcendo pra dar certo'".

Isso não é por acaso. Na verdade, é exatamente como os apps querem que nos comportemos, pensemos e sintamos quando os usamos. É por isso que mandam os tais press releases para jornalistas como eu, para escrevermos artigos com manchetes do tipo "10 NOVAS TENDÊNCIAS DE RELACIONAMENTO MODERNAS QUE VOCÊ PRECISA CONHECER JÁ". Essas listas lembram as pessoas da autoridade dos apps sobre a maneira como nos relacionamos atualmente. O fato de que as tendências têm nomes estranhos e engraçadinhos simplesmente se soma à ideia de que o namoro moderno é um jogo, que os apps não querem que a gente vença.

Quanto menos sucesso temos nos apps, mais sucesso os apps têm. Se todos nos apaixonássemos magicamente no Tinder, ele deixaria de existir. Portanto, não surpreende que a experiência nos apps seja tão difícil. É *proposital*. Não estão nos vendendo romance de fato, mas a ideia do romance. E o que é mais sedutor do que isso? Então, sim, o intuito é sermos tão exigentes que nunca encontremos alguém bom o bastante. Sairmos com gente péssima para então nos esforçarmos mais na busca por alguém legal. E nos viciarmos em arrastar a tela, eternamente.

Em seu livro *Women Don't Owe You Pretty* [Mulheres não te devem beleza], Florence Given compara ghosting ao capitalismo. "Capitalismo é um sistema que quase exata e completamente replica o abuso narcisista", ela explicou quando esteve no podcast. "Causa medo nas pessoas e cria inseguranças, para depois lucrar com essas inseguranças." É assim que funciona o ghosting. "Não sempre, mas, quando feito na forma de alguém te evitar e voltar e evitar e voltar (o que às vezes chamam de haunting, de assombração), é nesse sentido que se assemelha ao capitalismo. Porque incutem uma insegurança na gente, de termos feito alguma coisa errada para sermos ignorados por umas semanas. É um gelo passivo-agressivo, que a gente internaliza. Já aconteceu comigo: sofri ghosting algumas vezes e me senti uma merda. Só aquela pessoa pode curar essa insegurança, porque só ela pode dar o que precisamos para nos sentirmos seguras de novo."

*Confissão de relacionamento das minhas mensagens no Bumble #3:*

> [Contexto: Ele disse em sua bio que emojis de cigarro eram "clichê" e usava uma coroa de flores na foto de perfil.]
> Eu: Por que os emojis de cigarro são clichê?
> Billy: Acho que é o elemento de perigo
> Eu: Igual à coroa de flores?

> Billy: Se você tiver alergia a pólen, sim!
> Eu: O que te deu a desculpa para usar uma coisa dessas?
> Billy: Eu estava no parque com meus amigos e tirei a foto meio de zoeira pro Tinder. Foi por isso que dobrei a manga da camisa também.
> Eu: Desculpa por te dar essa notícia... Mas estamos no Bumble.

Se ghosting se assemelha ao capitalismo, o que isso significa para os apps de relacionamento? Pense. Os apps ganham dinheiro prometendo amor a pessoas solteiras. Fornecem todo um mercado voltado a isso sob a alegação de que é uma prática completamente transparente – aqui estão todas as pessoas solteiras do mundo, agora copulem livre e alegremente –, mas não é assim. São muitos os entraves que tornam os apps de encontro um ambiente turvo. E é por causa disso que as pessoas sempre voltam a eles. Em termos econômicos, os apps apresentam aos usuários uma oferta infinita, e fazem o possível para que a demanda não se esgote. É capitalismo básico, disfarçado de grande história de amor em potencial.

Tínhamos um segmento no podcast chamado "desastre do amor", em que líamos algumas das histórias horríveis (porém hilárias) que ouvintes mandavam. Achei adequado reviver o segmento para o livro. Então, sem mais delongas, eis alguns dos melhores desastres do amor que recebi enquanto escrevia este livro – todos de apps de relacionamento.

> Uns anos atrás, recebi uma mensagem no Scruff de um cara que disse "Foi mal pela demora, ando extremamente ocupado no trabalho". Reli nossa conversa, eu havia mandado mensagem para ele fazia dois anos. Achei maravilhoso ele simplesmente agir como se demorar esse tempo todo para responder fosse normal, e nem tentou começar uma nova conversa. Gente, onde ele estava trabalhando, em uma plataforma

*petrolífera? Enfim, fui a uma festa de Ano-Novo e todo mundo começou a contar histórias desastrosas de encontros. Peguei o celular e contei essa história, mostrei os prints, todo mundo riu. Ainda na festa, puxei papo com um cara que eu ainda não conhecia. Ele levantou a mão, constrangido, e falou "É... fui eu".*

— Homem, 24 anos

*Uns três anos atrás, saí com um cara chamado Jack. Ele havia fornecido alguns dados relevantes: tinha 30 anos, 1,75m, morava sozinho em Londres, jogava rúgbi e gostava de música. Quando nos encontramos, ele não se parecia nada com as fotos e era mais baixo do que eu. Olha, não que eu seja fútil, mas não era o que eu esperava, então levei um susto. Mas pensei: "Bom, quer saber? Vai ser legal de qualquer jeito". Eu não poderia estar mais equivocada. A conversa avançou rapidamente e acabei descobrindo que ele não morava sozinho, nem em Londres, mas com os pais, a mais de uma hora de distância. Mais uma vez, não tem nada de errado em morar com os pais, mas a justificativa dele foi: ele joga rúgbi duas a três vezes por semana e só volta para casa lá pelas 20h30. Então, nesses dias, a mãe faz o jantar. Quando ele perguntou se eu queria comer ou beber mais um pouco, eu recusei. Ele se levantou, foi ao banheiro e, na volta, falou: "Eu estava com fome, então pedi comida". O que ele pediu? A porra de um PF completo. Eu fiquei ali, vendo o cara bater um prato enorme, até conseguir achar uma desculpa pra me mandar. Ele insistiu em me acompanhar até o metrô (eu na verdade estava perto o suficiente de casa para voltar andando, mas decidi mudar a rota e seguir para a estação). Aguentei 15 minutos de caminhada com ele, e, para meu pavor, ele disse que também iria de metrô. Inventei ter sentido uma súbita vontade de caminhar e ele tentou me beijar. Eu me esquivei. Depois ele mandou mensagem dizendo que achava que tinha sido ótimo e que a gente devia sair de novo.*

— Mulher, 28 anos

*No começo do ano, dei match com uma garota no Tinder, saímos algumas vezes e foi legal. No nosso quarto encontro, fui à casa dela e ela fez o jantar. A comida – macarrão de forno vegano – estava uma delícia, e tudo estava correndo bem. Fomos para o quarto e transamos, mas tinha umas coisas esquisitas espalhadas. Ela tinha velas na forma de pênis na mesa de cabeceira, embalagens de camisinha abertas no chão e pedaços de pão pela cama. Ela também me disse que eu tinha gosto de refrigerante de groselha. Eu fui embora me sentindo meio esquisita. Uns dias depois, ela me deu um perdido. Fiquei meio confusa, então minha amiga me emprestou o celular e fuçamos o perfil dela no Instagram, porque ela tinha me bloqueado, e descobrimos que ela tinha namorado. O mais estranho foi o comentário sobre o refrigerante. Ela falou que era um elogio, porque nunca toma refrigerante de groselha por falta de grana, mas ainda achei esquisito.*

— Mulher, 19 anos

*Passei um mês e pouco conversando com um cara em um app, e, quando finalmente nos encontramos, ele chegou duas horas atrasado. Eu teria desmarcado, mas a gente ia a um bar na minha rua e eu não tinha mais nada para fazer. Ele chegou bebaço. Só falou de si mesmo. Aí entrou em um monólogo sobre como nunca encontraria ninguém que valesse a pena em apps porque é "constrangedor". Lembrei-o que a gente tinha se conhecido em um app... ele falou que era "diferente". Ficamos no bar até fechar e ele convenientemente notou que não conseguiria voltar para casa, a não ser que pegasse um ônibus que demoraria duas horas. Fiz ele pedir um Uber e, enquanto esperava, ele disse que ia se cagar. Eu estava tão desesperada para me livrar dele que o deixei cagar na minha casa.*

— Mulher, 25 anos

Todo mundo tem uma história dessas, ou já ouviu de alguém. Recebi tantas que não caberiam neste livro. Por exemplo, a mulher que saiu com um cara do Tinder que se mijou no ônibus noturno, sentado ao lado dela. O homem que no primeiro encontro respondeu a "foi a algum show legal ultimamente?" com "acabei de ver um cadáver". A mulher que saiu com um cara do Hinge que tinha dentes verdes, fato que não tinha ficado claro no perfil. O homem cujo nariz sangrou em todo o cardápio de um restaurante com estrelas Michelin. A mulher que acidentalmente marcou de transar com dois caras na mesma noite e, ao abrir a porta, encontrou os dois papeando sobre futebol. Para algumas pessoas, os apps se tornaram tão semelhantes a jogos que ficou difícil levar os encontros a sério, especialmente com histórias desse tipo.

É claro que nem todas as histórias que recebi foram engraçadas. Algumas foram bem pesadas. Esse é um dos problemas dos apps. Assim como qualquer plataforma on-line, são um espaço fértil para comportamentos funestos. E não estou falando só de ghosting, orbiting etc. – essas coisas acontecem como resultado da cultura dos apps de relacionamento, não necessariamente por causa do funcionamento dos apps em si. Estou falando de casos em que ainda estamos conversando com alguém que não conhecemos. Alguém de quem sentimos distância física. Alguém com quem mantemos um relativo anonimato. É um ambiente em que as ações parecem não ter consequências. Podemos falar o que quisermos, ser quem quisermos, e ninguém que conhecemos precisa saber.

O termo "catfishing" vem de um documentário de 2010, *Catfish*, sobre um homem chamado Yaniv (Nev) Schulman, que desenvolveu um relacionamento on-line com uma atraente mulher de 19 anos chamada Megan, até descobrir que ela não existia. A pessoa com quem ele conversava, na verdade, era uma mulher de 39 anos chamada Angela, que, para desenvolver uma relação com Nev, fingia ser uma versão fictícia da filha Megan, de quem era distante. Isso é catfishing.

Embora as circunstâncias ao redor do catfishing às vezes sejam ilegais, o ato em si – usar um perfil falso nas redes sociais para iniciar um romance on-line – não é considerado crime no Reino Unido.[23] Portanto, muitas vezes passa despercebido. Nos últimos anos, pipocaram notícias sobre vítimas de catfishing, com diferentes graus de gravidade e consequências diversas. Por exemplo, a cantora Casey Donovan manteve por seis anos um relacionamento por telefone com alguém que fingia ser o astro do basquete Chris Andersen – o golpista acabou cumprindo 12 meses de prisão por falsidade ideológica e extorsão. Também teve o caso de Carly Ryan, a menina australiana de 15 anos que foi assassinada por um pedófilo em série que a adicionou no MySpace usando uma identidade falsa. São muitos os casos que não saem nos jornais, aqueles que não necessariamente acabam com penas legais ou assassinatos brutais, mas que ainda podem criar danos psicológicos de longa data para a vítima.

No podcast, entrevistei uma mulher que foi vítima de catfishing. Karina estava com o namorado fazia quatro meses quando descobriu que ele não era quem ela achava. Em um artigo escrito para o *Independent* sobre a experiência, ela o chamou de Sam. O casal estava morando junto quando Karina viu o passaporte de Sam e notou que ele mentira sobre a idade. "Foi o primeiro alerta vermelho", me contou ela. O segundo foi ainda pior. Karina estava usando o iPad de Sam e viu o link para um site que fornece números de telefone falsos para que as pessoas se inscrevam em vários serviços mantendo total anonimato. Karina viu que um dos números estava ligado a uma conta do Hinge e o usou para entrar no app. A conta estava ligada a um perfil com o nome de Alex, uma pessoa completamente diferente de Sam. Idade diferente, fotos diferentes, emprego diferente. Ela acabou descobrindo que "Alex" era uma das muitas identidades falsas que Sam usava para conversar com mulheres em diversos apps de relacionamento, chegando até mesmo a conversar com as mesmas mulheres

---

23 Um abaixo-assinado iniciado por Anna Rowe, uma vítima de catfishing, pede que seja reconhecido como crime enquadrado em leis de fraude, comunicação e violência sexual. Em março de 2021, tinha angariado mais de 52 mil assinaturas.

usando contas diferentes, para ver qual era mais atraente para elas. "Eu jamais poderia esperar uma coisa dessas", disse Karina. "Ele era muito bom no que fazia, me convenceu de que estava perdidamente apaixonado." O mais frustrante foi que, ao confrontar Sam, ele não conseguiu se explicar. "Já tentei bastante, mas não consigo racionalizar o comportamento dele", contou Karina. "Conversei muito com ele sobre as atitudes dele, mas ele nunca conseguiu me dar uma resposta clara. Depois de eu implorar, chegamos à conclusão de que ele precisava da ajuda profissional de um terapeuta."

Não há muita pesquisa sobre catfishing, especialmente nas interações que tangem apenas o aspecto social – sem fraude financeira –, como a experiência de Karina e Nev. Uma pesquisa de 2016 descobriu que mais da metade dos usuários de sites e apps de relacionamento já se deparou com perfis falsos, o que sugere que catfishing social é bem comum,[24] e um estudo australiano de 2018 investigou as motivações para esses comportamentos.[25] De 27 pessoas que se identificavam como catfish, 41% disseram que foram motivadas por solidão. Outras mencionaram questões de autoestima. "Eu me acho uma pessoa feia e sem atrativos", disse um dos participantes, que ainda acrescentou: "O único jeito de eu desenvolver relacionamentos é on-line, e com uma identidade falsa". Outra pessoa concordou: "Quando mando fotos minhas de verdade, sem edição, para qualquer pessoa que parece legal, param de me responder. É uma forma de escapismo, ou de testar como seria a vida se eu fosse a mesma pessoa, mas fisicamente mais atraente". Algumas pessoas queriam fingir não só a identidade, mas também o gênero, para explorar identidades e sexualidades diferentes. E outras só queriam um escape.

Apesar de eu não ver catfish com bons olhos, é interessante notar, a partir da pesquisa, que essas pessoas todas parecem enfrentar algum tipo de discriminação, e é o que elas sentem que justifica

---

24 Pesquisa Which?, com mil pessoas, 2016. Disponível em: https://www.which.co.uk/news/2016/02/fake-and-suspicious-profiles-rife-on-dating-sites-432850/.

25 Eric Vanman da universidade de Queensland, publicado em *The Conversation*, julho de 2018.

um comportamento horrível e manipulador. Sabemos que os apps valorizam a aparência como prioridade no estabelecimento de um romance. Então, pessoas que se sentem inseguras com a aparência, ou que têm medo de julgamento e preconceito, podem acreditar que uma saída é fingir ser outra pessoa completamente diferente.

Falando em preconceito, o racismo reina nos apps de relacionamento e pode se manifestar de várias formas: de mensagens racistas e fetichização a colorismo e bios que limitam raças específicas. Há muita pesquisa nessa área, destacando a predominância de racismo na comunidade de apps de relacionamento LGBTQIAP+. Considere o Grindr, por exemplo, em que 96% dos usuários já viram pelo menos um perfil com algum tipo de discriminação racial e mais da metade disse já ter sido vítima de racismo no app.[26] Para piorar, até junho de 2020, o app tinha um filtro racial que permitia aos usuários, literalmente, especificar com quais raças estavam dispostos ou não a interagir. "É um ultraje que isso tenha sido desenvolvido, para começo de conversa", disse Raven Smith quando conversamos sobre isso no podcast. "É uma barbaridade. Acho que, como em outros sites, é uma parada de SEO (sigla para Search Engine Optimization, ferramenta de otimização de buscas), uma forma de as pessoas limitarem o leque, porque há infinitas à disposição, mas é pura e simplesmente racista."

Diferentes estudos exploraram como grupos demográficos distintos passam pela experiência do racismo nos apps de relacionamento. Uma recente pesquisa australiana analisou o efeito específico de algo que se chamou de "racismo sexual" contra homens asiáticos gays e contra bissexuais.[27]

Eis algumas histórias relatadas pelos participantes:

---

26 Artigo de 2015. Disponível em: https://link.springer.com/article/10.1007/s10508-015-0487-3.
27 Gene Lim, Brady Robards e Brownyn Carlson, *The Conversation*, julho de 2020.

> *Ele disse "manda uma foto de rosto". Eu mandei uma foto de rosto, e ele disse "ah, você é indiano. Foi mal". E me bloqueou imediatamente.*
>
> — James, 28 anos, indiano

> *Tantos perfis dizem "nada de asiáticos", "nada disso [ou daquilo]"... Não entendo o motivo. Eu era magro, jovem e bonito. Achei que bastaria.*
>
> — Rob, 27 anos, cambojano

> *Eu me senti como a fruta amassada que ninguém quer.*
>
> — Ted, 32 anos, vietnamita

Em 2014, o site e app de relacionamentos OKCupid conduziu uma pesquisa que descobriu que homens asiáticos heterossexuais recebiam a menor quantidade de mensagens de mulheres heterossexuais, enquanto mulheres negras heterossexuais recebiam a menor quantidade de mensagens de homens heterossexuais.

A jornalista Jessica Morgan já recebeu mensagens de homens que a parabenizam por ser birracial, e não "totalmente negra". "Isso já sugere que ser negra é motivo de vergonha", ela me contou, acrescentando que frequentemente recebe perguntas sobre sua origem étnica nos apps. "Em vez de encontrar racismo escancarado, as mensagens que recebo são em geral microagressões mais sutis e indiretas", explicou. "Dizem coisas como 'nunca namorei uma menina negra', dando sinais de fetichização, ou 'você é bonita para uma menina negra'." Morgan também é judia, o que declara no perfil. "Alguns homens judeus me disseram que, apesar de eu ser filha de mãe judia, eles nunca namorariam comigo por causa da minha aparência, por eu ser negra", contou ela. "Chega a ser chocante quantas mensagens desse tipo eu recebo, especialmente de judeus conservadores. Apesar de eu adorar paquerar, pode ser muito traumatizante dar match com a pessoa errada."

Em 2018, a escritora Stephanie Yeboah escreveu em seu blog um post chamado "Dating When Plus-Sized & Dark Skinned" [Namorando enquanto mulher plus-size e de pele escura], descrevendo algumas das mensagens que recebia de homens em apps de namoro, tais como: "Você parece uma rainha negra dominadora" e "Sou tarado por chocolate". Yeboah elaborou a questão quando eu a entrevistei para o *Independent*. "Alguns [desses homens] abertamente exclamam que querem um relacionamento [comigo] para 'ter um gostinho da selva' e para ver se mulheres negras são 'tão selvagens na cama como eles ouviram falar'." Ela explica por que mensagens como essa, que tanta gente vê, equivocadamente, como lisonjeiras, são desumanizantes: "Elas sugerem que mulheres negras só servem para uma coisa, e remetem a ideologias retrógradas que comparam pessoas negras a primatas, como criaturas selvagens, ferozes e hipersexualizadas. É muito ofensivo".

No best-seller *Brilhe na sua praia: a Bíblia da garota negra*, de 2018, as escritoras Yomi Adegoke e Elizabeth Uviebinené, ao explicarem por que o racismo vivido nos apps de relacionamento pode ser complexo, contam que às vezes ele é identificado como "racismo positivo". Quando elas participaram do podcast para falar do assunto, Adegoke explicou que não tinha muita experiência com os apps. "Hesito muito em usar, talvez por causa das coisas que ouvi de pessoas que usam", disse ela. "Teve gente que me contou que ouviu coisas do tipo 'ah, sabe como é, sempre quis provar chocolate', mas não posso dizer que eu já vivi algo do tipo pessoalmente." Uviebinené concordou: "A maioria das mulheres já desconfia [dos apps de relacionamento] de qualquer jeito, mas, como mulheres negras, ficamos ainda mais desconfiadas, porque conhecemos bem as histórias de como podem nos abordar ali."

Apesar de ser crucial falarmos sobre o racismo que minorias sofrem nos apps de relacionamento, é igualmente essencial não colocar ninguém na posição de vítima. "Não somos vítimas", disse Uviebinené. "É importante a gente conversar sobre esse problema sem, no entanto, criar uma carga de 'é tudo uma merda pra vocês'."

Quando falei sobre isso com Morgan, ela explicou que qualquer discussão sobre racismo sempre leva a acusações de vitimismo. "Pessoalmente, nunca me considero exatamente uma vítima nessa situação", acrescentou ela. "É claro que, em um contexto mais amplo, se você enfrentou racismo nos apps de relacionamento, você foi vitimizado pelo opressor. Mas não podemos nos esconder do fato de que pessoas apresentam vieses inconscientes e conscientes e agem de forma discriminatória em todas as áreas, inclusive nos apps de relacionamento."

É claro que o racismo que pessoas sofrem nos aplicativos é reflexo do racismo que acontece fora dali também. Antes de ir ao podcast, Babalola postou no Twitter que o cenário dos encontros para uma mulher negra em Londres era "atroz". Perguntei se ela explicaria o tweet no podcast. "Por causa das políticas do desejo e da supremacia branca", disse ela. "Mulheres negras são colocadas no fim da fila, basicamente. É uma questão histórica, as mulheres brancas eram vistas como o ápice da feminilidade e as negras, a antítese disso. Seríamos hipermasculinas, grotescas, monstruosas. Então essas coisas se perpetuam de muitas formas mais sutis. É por isso que, quando vemos TV, sempre tem uma mulher negra retinta que é vista como agressiva. Nunca vemos mulheres negras, especialmente na TV britânica, serem queridas e amadas. E, se houver uma, sou capaz de garantir que não será negra retinta. Acho que o último programa britânico de televisão que me lembro de mostrar uma mulher negra retinta apaixonada foi *Noughts and Crosses*, e ele aborda especificamente raça e racismo, então foi uma decisão muito consciente."

Até aqui, o retrato que tivemos dos apps de relacionamento foi bem desanimador. Porém, prometo que não é tão ruim assim. Para a população LGBTQIAP+, por exemplo, apps de relacionamento facilitam muito conhecer pessoas que se identificam com o gênero ou gêneros pelas quais elas sentem atração. Talvez seja por isso que o uso de apps de relacionamento tenda a ser maior na população LGBTQIAP+ do que entre pessoas heterossexuais.[28] Há atualmente mais de cinquenta opções de gênero e nove sexualidades a escolher no Tinder. No OkCupid, há uma ferramenta que permite declarar no perfil os pronomes usados, o que o torna um dos primeiros apps de relacionamento a se adaptar para pessoas não binárias. Até o Bumble – cujo diferencial, "a mulher mandar mensagem primeiro", era extremamente heteronormativo – agora tem a opção de várias identidades de gênero.

Quando Munroe Bergdorf participou do podcast, ela explicou que, como mulher trans e pansexual, a inclusão crescente nos apps de relacionamento a ajudou a se sentir mais confortável no universo dos encontros. "Muitas pessoas trans precisam sair do armário toda vez que têm um encontro", contou Bergdorf. "[Nos apps,] podemos ser bem transparentes sobre nossa identidade e com quem queremos sair, o que elimina a necessidade de sair do armário o tempo todo. Também evita a fetichização." Em muitos apps, agora podemos pesquisar por orientação, o que Bergdorf disse ser "muito importante", pois, além de permitir que filtremos sexualidades e gêneros que não se alinham com nossas preferências, elimina o risco de transfobia e homofobia. "Pessoalmente, eu não gosto muito de namorar homens que se identificam como heterossexuais", disse Bergdorf. "Como muito da minha identidade está na esfera queer, é ótimo ter a possibilidade de procurar por outras pessoas pansexuais e bissexuais, e isso limita o leque de pessoas que serão compatíveis comigo."

---

28 Pew Research descobriu que, nos Estados Unidos, pessoas de sexualidades marginalizadas têm duas vezes mais probabilidade de namorar on-line, se comparadas com pessoas heterossexuais. Disponível em: https://www.pewresearch.org/internet/2020/02/06/the-virtues-and-downsides-of-online-dating/.

É claro que há quem se apaixone por quem conheceu nos apps. Apesar de nunca ter acontecido comigo, aconteceu com vários amigos. O Pew Research Centre descobriu que 12% da população dos Estados Unidos se casou ou se relacionou seriamente com alguém que conheceu on-line. Enquanto isso, outro estudo descobriu que 46% das pessoas conhecem alguém que se envolveu em uma parceria de longa data ou em um casamento a partir de um namoro que começou on-line.

A produtora e podcaster Rubina Pabani, coapresentadora do podcast *Brown Girls Do It Too*, da estação Asian Network da BBC, explicou que reconhece que apps de relacionamento podem ser "toscos", mas que deram a ela a oportunidade de conhecer homens que não teria conhecido em outros contextos: "Caras gostosos que eu acharia areia demais para o meu caminhãozinho, caras esquisitos que me fizeram repensar o significado da vida e aquele tipo especial de homem que te trata como se quisesse colonizar a Índia de novo", brincou Pabani, que está noiva de alguém que conheceu em um app.

A escritora e jornalista Elizabeth Day também conheceu o parceiro no Hinge. Mas, como explicou quando participou do podcast, por pouco não saiu com ele. "Quando eu o conheci, já estava de saco cheio dos apps", contou ela. "Foi o primeiro cara com quem dei match. No dia em que saí com ele, eu tinha comprado uma passagem para Los Angeles, achando que me mudaria para lá porque não havia mais nada para mim em Londres. Só saí com ele porque achei que era inevitável. Aí, quando cheguei, pensei: 'Ah, meu Deus!'. Que bom que fui!"

Ainda que a gente não goste da ideia, temos que aceitar que os apps de relacionamento mudaram para sempre a forma como nos relacionamos. Os usuários podem ter algumas das piores experiências de relacionamento da vida, mas também podem ter as melhores. No espírito do otimismo e, bem, do conformismo, visto que os apps não vão sumir tão cedo, vamos concluir com o que Day falou no podcast, sobre se adaptar a esse novo modo de relacionamento. Porque, apesar de não podermos mudar como os aplicativos funcionam, podemos repensar nossa abordagem. "Acho que é questão de reconfigurar nossa ideia de romance", disse Day.

"Um cara que conheci no Bumble me falou que sempre achou que ia conhecer [a parceira] por acaso, por pura coincidência, como acontece nas comédias românticas, tipo em uma festa, quando ele tropeçaria e derrubaria vinho no sapato dela, e eles teriam uma conexão mágica. É óbvio que os apps de relacionamento não permitem isso. Mas talvez sejam românticos a seu próprio modo, porque, quando entramos em um app e respondemos a todas as perguntas do perfil, temos que ter clareza em relação ao que queremos e ao comprometimento com quem somos. E talvez isso, por si, seja meio romântico para algumas pessoas."

capítulo 6

# ATIRADOS E BARRAQUEIRAS

Quando Curtis Pritchard deu um pé na bunda de Amy Hart, chorei como se a bunda fosse minha. Chorei de soluçar. Foram lágrimas quentes, volumosas, o tipo de choro que dá vontade de tomar um bom banho de banheira e dormir pelos cinco meses seguintes. O problema é que eu não conheço Curtis, nem Amy. Eu nem sabia o sobrenome deles. Tudo que eu sabia era que eles competiam no reality show *Love Island*, e que eu estava envolvidíssima naquele relacionamento.

A premissa de *Love Island* é simples: cinco homens e cinco mulheres são enviados para uma casa de veraneio em Maiorca com o objetivo de se apaixonarem. As emoções são febris e a decoração, fluorescente. Depois de oito semanas de términos, reconciliações e chegadas surpreendentes, o casal vencedor ganha 50 mil libras. Prêmios colaterais de consolação incluem milhões de seguidores no Instagram e coleções de roupas em parceria com marcas de fast fashion. Isso faz o programa soar fútil e as pessoas nele, nada mais do que caçadoras de fama gananciosas. Para ser sincera, isso é meio verdade. Mas também é uma das representações mais viscerais que já vi de relacionamentos na geração millennial.

Isso me leva ao motivo de ter chorado quando Curtis terminou com Amy. Sabe, eles "se juntaram" logo no começo. Ele fazia dança de salão e tinha um sorriso afetado. Ela era uma sociável ganhadora de concurso de beleza que se tornou comissária de bordo e se descrevia como a "Bridget Jones" do grupo de amigos. Juntos, eles pareciam saídos de um musical romântico. Depois de poucas semanas de relacionamento, eles se declaravam "meio" namorados. E, mesmo sem ninguém entender o que isso significava, era fofo. Tragicamente, contudo, Curtis e Amy nunca alcançaram o status de "inteiros". E foi por causa da Casa Amor.

Casa Amor é o teste de fogo para os casais de *Love Island*. Normalmente na metade da temporada, a Casa Amor faz os homens ou as mulheres se mudarem temporariamente para uma segunda casa de veraneio, com seis novos competidores do outro gênero. Quem ficou na casa original também ganha seis novos companheiros solteiros. A Casa Amor costuma durar quatro dias, tempo mais do que suficiente para testar o comprometimento dos participantes – já que vários parceiros são trocados. É a sobrevivência dos mais fortes, mas com biquínis cavados e bronzeado artificial.

O elemento mais frustrante – mas talvez menos surpreendente – da Casa Amor é que normalmente são os homens comprometidos que correm atrás de rabos de saia novos. Enquanto isso, as mulheres se comportam, dormindo juntinhas no sofá para evitar a cama dos homens novos, e falam sobre como adoram os parceiros. Infelizmente, foi isso que aconteceu com Amy e Curtis. Enquanto Amy planejava como diria a Curtis que o amava, ele dizia a uma modelo da *Vogue* Itália chamada Jourdan que ela era "inteligente" e "maravilhosa" e que algo faltava em seu relacionamento com Amy. Então ele a beijou.

E aí vem a complicação: Jourdan não gostou de Curtis. Ela preferia o Danny e rejeitou Curtis, que acabou voltando com Amy – e ela, sem saber da traição dos olhos e dos lábios do meio-namorado, ficou felicíssima. Isso só fez piorar a dor de ver a expressão de Amy quando ela descobriu que era o estepe de Curtis. "Eu estava voltando para dizer que te amo", disse ela, a expressão firme, com o dedo em riste, antes de se jogar nos braços das amigas, rímel escorrendo pelo rosto.

O término veio depois, quando Amy, como uma professorinha, fez Curtis se sentar e o sabatinou com perguntas como "qual é a definição de exclusividade?". Ela falou de forma firme e clara, determinada a não deixar transparecer quanto ele a magoara. Foi uma cena poderosa. Curtis insistiu que tinha sido sincero ao dizer a Amy quanto gostava dela, mas confessou que não podia prometer que uma situação como aquela não voltaria a acontecer. Fiquei chocada – e Amy também. "Como você pode ir de 'Quero um futuro com você, eu consigo enxergar um futuro com você' para agora dizer que não quer ficar comigo?", perguntou ela com os olhos marejados, para então chamá-lo de mentiroso patológico e ir embora, batendo os saltos. Amy saiu do programa alguns dias depois, provando que não era uma mera dor de cotovelo televisiva. Seu discurso de despedida fez todo mundo chorar, até Curtis, apesar de ele já ter começado a dar mole para outra pessoa.

O amor muitas vezes é mais estranho do que a ficção, e por isso é um tema perfeito para reality shows. Mas vai além disso. Considere que, em *Love Island*, o espectador tem acesso sem igual à vida romântica das estrelas. Vemos relacionamentos se desenvolverem, do começo ao fim. Podemos ver todas as primeiras fagulhas e flertes: primeiros beijos, primeiras confusões e primeiras brigas – e tudo isso das duas perspectivas. Com Amy, por exemplo, a vimos desejar Curtis e fantasiar sobre o futuro dos dois. Ao mesmo tempo, vimos Curtis hesitar em relação a Amy e flertar abertamente com Jourdan. Ou seja: já sabíamos que Amy ia sofrer antes mesmo de ela suspeitar. Foi devastador, mas um excelente programa de televisão.

*Love Island* nos dá uma visão onipotente de relacionamentos. Imagine se tivéssemos isso na nossa vida. Não teríamos que sofrer tentando descobrir se alguém estava interessado, já saberíamos.

Términos doeriam menos, porque já os esperaríamos. E não haveria joguinho nenhum, porque não dá para jogar se sabemos exatamente o que a outra pessoa vai fazer. É isso que torna *Love Island*, e outros programas semelhantes, um sucesso tão grande: nos fornecer a perspectiva dos relacionamentos que gostaríamos de ter mas não temos.

Reality shows sobre relacionamentos sempre fizeram sucesso. Considere o clássico britânico *Blind Date*, que estreou em 1985, no qual uma pessoa solteira fazia perguntas, às cegas, para um grupo de competidores do outro lado de uma parede. O programa foi feito para testar se era possível sentir atração por alguém sem ver a pessoa, um conceito que pegou emprestado do programa estadunidense *The Dating Game*, que estreou nos Estados Unidos em 1965. Desde então, o formato foi renovado e repaginado 1 milhão de vezes. Hoje, realities sobre relacionamentos podem ser divididos em várias categorias. Tem os cafonas, que nos fazem sorrir: por exemplo, *À primeira vista* e *Take Me Out*. Há os barraqueiros, que nos dão vergonha alheia: *Celebs Go Dating*, *Dinner Date* e *De férias com o ex*. Os extremos, que nos fazem sentir empatia pelos competidores: *90 Day Fiancé*, *Casamento à primeira vista* e *Eating with My Ex*. Os bizarros, que nos fazem questionar como é que puderam sequer ser produzidos: *Naked Attraction*, *Beauty and the Geek* e *Playing it Straight*. E os estadunidenses, que são tão absurdos que até geraram programas fictícios sobre suas produções: *Millionaire Matchmaker*, *The Bachelor* e *The Bachelorette*.

Em teoria, esses programas são sobre amor, mas na verdade, é claro, são entretenimento. É por isso que todos têm vários problemas – voltaremos a isso depois – e que o gênero se tornou cada vez mais audacioso recentemente. É o caso de *Casamento às cegas*, o hit da Netflix que testa ao longo de 38 dias se pessoas podem se apaixonar sem se ver, fazendo o casal se casar seis semanas depois. Fãs ficaram obcecados pelas cabines individuais, dentro das quais o elenco se conhece através de uma parede, engolindo os testemunhos mais clichês ("Encontrei minha alma gêmea sem nunca tê-la visto"), e esfregavam os joelhos em sintonia com a ânsia dos casais, quando, após semanas fantasiando, podiam finalmente se tocar. O programa fez tanto sucesso que a Netflix até anunciou os índices de audiência – 30 milhões de lares nos Estados Unidos –, apesar de normalmente mantê-los confidenciais.

Alguns meses depois de *Casamento às cegas*, a Netflix lançou outro programa de relacionamento extremo: *Brincando com fogo*. O reality reúne em um lugar ensolarado solteiros do mundo todo com sede de sexo e fama – até aqui, igual a *Love Island* –, mas com a proibição de que os participantes se toquem, beijem ou transem. Se alguém quebrar as regras, o castigo é uma redução da soma total de dinheiro que os vencedores dividiriam. É como ver um grupo de adolescentes cheios de tesão se contorcer com cintos de castidade imaginários. Nem preciso dizer que fez muito sucesso.

Voltemos a *Love Island*, que se destaca entre uma miríade de programas semelhantes. Explicarei o porquê ao longo deste capítulo, a começar pelos destaques selecionados a partir da minha experiência assistindo ao programa desde a estreia, em 2015.

1. Olivia se autodeclarando uma "encantadora de Boy Lixo".
2. Belle depilando a bunda de Anton dias depois de conhecê-lo.
3. Kem dizendo a Chris que finalmente se sentia na própria pele de novo, porque estava usando calça branca e tênis vermelhos.
4. Marcel dizendo que não gostava de falar sobre ter sido membro do grupo de hip-hop Blazin' Squad, mas falando sem parar sobre ter sido membro do grupo de hip-hop Blazin' Squad.
5. Kem tentando explicar que estava entediado no relacionamento com a seguinte analogia: "É o seguinte. Tipo, claro que eu amo homus pra caralho. Acontece que agora só estamos recebendo homus com azeitona, e não curto tanto. Estou pensando em: pãozinho, aipo, cenoura. Dar uma variada".
6. Hayley perguntando o que era aura.
7. Hayley perguntando se o Brexit acabaria com as árvores.
8. Chris escrevendo o nome do Jason Statham como "Jason Staythumb".
9. Cara peidando no Nathan.
10. A cena em que todo mundo estava brigando e Chris perguntou: "Querem que eu faça um rap pra desanuviar o ambiente?".

AMOR NA ERA DOS MILLENNIALS

A beleza de *Love Island* é que, sem nem perceber, combina besteirol e seriedade. Porque, apesar dos muitos momentos como esses que listei, que são parte da atração para os milhões de espectadores, o programa também ensina lições importantes sobre as tensões que surgem em relacionamentos modernos. Feminismo, por exemplo. O assunto surgiu, de uma forma ou outra, em vários episódios, em que os participantes lidam com papéis de gênero, às vezes cumprindo os estereótipos e outras vezes lutando contra eles. Em alguns casos essa dicotomia separa casais. Considere a briga feia de Camilla Thurlow e Jonny Mitchell na terceira temporada. Os dois, que na época eram um casal, falavam de primeiros encontros e de como seria o deles.

Foi assim:

> Camilla: Você pagaria?
>
> Jonny: Se eu pagaria? Sempre pago. Namorei minha ex por cinco anos, e não me lembro de ela pagar nada.
>
> Camilla: Como assim?!
>
> Jonny: No começo ela oferecia, mas ela acabou parando.
>
> Camilla: Por você sempre pagar?
>
> Jonny: Claro, sempre pago.
>
> Camilla: Nossa. Mas no começo não é melhor rachar a conta, já que a gente não sabe no que vai dar?
>
> Jonny: Não. Eu me sentiria menos homem se uma garota pagasse.
>
> Camilla: Sério?! Meu Deus, eu me sentiria muito estranha se não pagasse metade.
>
> Jonny: Não, eu não te DEIXARIA pagar. Sério, não deixo. Eu acharia muito constrangedor. Você é feminista, né?
>
> Camilla: Não deveríamos todos ser feministas? Você certamente acredita em igualdade.
>
> Jonny: Ah, acredito em igualdade, mas acho que feminismo acredita em quase igualdade. A maioria das feministas, tipo, feministas MESMO, acredita quase, tipo, em uma inclinação a favor delas em vez de dos homens.

## ATIRADOS E BARRAQUEIRAS

> Camilla: Acho que não é bem assim, acho que é difícil os homens conseguirem enxergar que várias gerações deram privilégios aos homens. Por isso, para equilibrar as coisas, é preciso, de certa forma, um movimento ativo na direção da igualdade.
>
> Jonny: Mulheres não têm igualdade?
>
> Camilla: De jeito nenhum.
>
> Jonny: Como assim?
>
> Camilla: É sério? As coisas ainda... tipo, se você olhar para a quantidade de mulheres em cargos de poder, em cargos altos, no alto escalão...
>
> Jonny: A primeira-ministra é mulher.
>
> Camilla: É, mas quantas outras mulheres estão na Câmara?
>
> Jonny: Eu sei, mas não é um Clube do Bolinha. Tenho certeza de que são escolhidas as pessoas mais qualificadas. Não é por aí.

Fiquei emocionada ao ver essa conversa se desenrolar. É óbvio que foi incrivelmente frustrante ouvir Camilla ter que explicar, com doçura e paciência, que feminismo não é odiar homens e lançar sutiãs em chamas contra eles. Mas vê-la fazer isso na TV não tem preço. Jonny não é de forma alguma a única pessoa que tem essa perspectiva. Ouvi-lo inutilmente se defender – ele parecia prestes a dizer que não era feminista, era humanista (uma ideologia que não tem nada a ver com o assunto) – contra a explicação embasada de Camilla deve ter impactado muita gente. E teve muito valor, porque não só demonstrou como é possível conversar sobre feminismo com um parceiro que pode ter menos informação, mas também deixou clara a importância dessas conversas. Depois de ver essa cena, ficou nítido que alguém como Camilla nunca ficaria feliz com alguém como Jonny, e vice-versa. Parceiros não precisam ter os mesmos interesses, as mesmas origens nem as mesmas opiniões políticas, mas os valores que os norteiam devem estar alinhados – por exemplo, a ideia de que homens e mulheres devem ser iguais e achar confortável chamar isso de feminismo.

Quando se trata do campo dos relacionamentos, o feminismo importa muito. Pode definir todas as ações e trocas de uma relação, de quem paga as saídas e o assunto das conversas à forma como brigamos e transamos. Isso é especialmente relevante para quem está envolvido em relacionamentos heterossexuais, nos quais as dinâmicas tradicionais homem-mulher estão em jogo. No podcast, conversamos com a ativista e escritora Gina Martin e a ilustradora Flo Perry sobre o efeito do feminismo no sexo entre casais. Foi um debate inspirado pelo livro de Perry, *How to Have Feminist Sex* [Como praticar sexo feminista]. Perry explicou que sexo feminista se trata de praticar o sexo que se deseja, o que é diferente de praticar sexo que sente que deveria desejar. Para mulheres, é questão de sentir-se empoderada para dizer do que gosta ou não na cama, o que não fazemos com frequência. "Temos tanto medo de ficar solteiras que, quando achamos um namorado ou uma namorada, não pensamos: 'É esse o sexo que eu desejo fazer?'. Não priorizamos nosso prazer. Acho que muitas mulheres, em especial, fazem isso", disse ela.

Falamos novamente de feminismo no universo do namoro quando a ativista e comediante Grace Campbell participou do podcast. Ela explicou que seu namorado na época era "definitivamente" feminista, mas que, antes, tinha namorado homens machistas. "Teve um cara que eu namorei por um tempo que falava abertamente sobre não se sentir nada atraído pelas minhas ambições", declarou ela, acrescentando que uma vez disse ao parceiro em questão, com quem ela namorou aos 19 anos, que queria ganhar um prêmio BAFTA antes dos 30. "Ele dizia que achava muito vulgar eu falar sobre o que queria fazer e aonde queria chegar. É claro que não durou."

É interessante que tanta gente – em geral homens – entenda mal o significado do feminismo, especialmente no contexto dos relacionamentos. Quando Jonny perguntou a Camilla se ela é feminista ("você é feminista, né?"), falou como se fosse uma ofensa, como se "feminista" fosse a palavra usada para alguém que tentaria arrancar seu pênis. É uma linha de pensamento sistêmica. Considere o post no Soulmates, extinto blog do serviço de namoro do *Guardian*, com a manchete "COMO NAMORAR UMA FEMINISTA". O artigo obviamente tinha boas intenções, e provavelmente fora pensado para ajudar pessoas como Jonny, que não fazem a menor ideia do significado de feminismo. Contudo, a própria existência do post diminuía o feminismo, ao apresentá-lo como uma espécie de movimento exótico. O artigo, escrito em 2017, também era muito condescendente e incluía conselhos como "dê tempo para ela falar" e "tente não chamá-la de 'meu bem' e 'gata'".

A interseção de feminismo e relacionamentos é uma conversa importante, e foi trazida à tona por *Love Island*. Sim, o mesmo programa em que pessoas participam de competições de quem conhece mais posições sexuais e de estourar bexiga com a pélvis. Eis outro assunto importante que o programa explorou: gaslighting. Eu já conhecia o termo, por causa de um artigo viral publicado na *Teen Vogue* por Lauren Duca em 2016, com o título "DONALD TRUMP IS GASLIGHTING AMERICA" [Donald Trump está fazendo gaslighting com os Estados Unidos], mas aprendi o significado no contexto de relacionamentos graças a *Love Island*. Gaslighting é uma forma de manipulação psicológica em que uma pessoa faz a outra questionar a própria percepção da realidade. É uma forma de abuso emocional e é extremamente comum em casos de violência doméstica, quando o parceiro agressor pode fazer as vítimas questionarem a própria sanidade como forma de controlá-las.

Mas o gaslighting também pode se manifestar de formas sutis, como vimos várias vezes em *Love Island*. Como foi o caso de Adam Collard, um participante da edição de 2018, que formou casal com uma moça chamada Rosie Williams. Adam já havia conquistado a reputação de não respeitar os limites das mulheres quando uma outra participante recusou sua tentativa de deitar de conchinha com ela, ao que Collard pediu um beijo, alegando: "Assim, quando a gente voltar, não precisa ficar de conchinha". Já o drama com Rosie começou quando ele a chamou de materialista para vários outros participantes. Enquanto isso, Rosie tinha a impressão de que estava se dando muito bem com ele e ficou, compreensivelmente, chocada quando soube o que Adam andava dizendo sobre ela pelas costas. Então confrontou Adam na frente de todo mundo, dizendo que o que ele fizera fora "totalmente sem noção" e que ele deveria ter conversado com ela se tinha dúvidas sobre o relacionamento.

Foi um episódio bem empoderador, com Rosie explicando para outra pessoa do programa por que queria confrontar Adam em público: "Não estou fazendo isso só por mim. Estou fazendo isso em nome de todas as garotas que já foram enroladas por um playboy". Adam mostrou pouco remorso, mas acabou se desculpando, e os dois se reconciliaram. Então outra mulher chegou ao programa, Zara McDermott, por quem Adam se interessou. Ele passou os dias seguintes dando em cima de Zara e ignorando Rosie, com exceção de uma noite, quando Rosie bateu punheta para ele.

Quando ela o confrontou de novo – "você literalmente só fez o que queria e me largou uma hora depois" –, ele se recusou a aceitar qualquer responsabilidade. Em vez disso, abriu um sorrisão de cafajeste e a xingou de "escrotinha", acrescentando que a reação dela era "engraçada". A conversa desencadeou centenas de tweets sobre o comportamento de Adam, descrevendo-o como "abusivo" e "manipulador". A Ofcom, agência reguladora de comunicações do Reino Unido, recebeu reclamações de 21 espectadores. No dia seguinte à exibição do episódio, Women's Aid, uma organização de caridade do país com foco em erradicar a violência doméstica contra mulheres, emitiu uma declaração acusando Adam de gaslighting contra Rosie. "Na temporada atual de *Love Island*, há sinais claros de perigo no comportamento de Adam", começava.

> Em um relacionamento, um parceiro questionar sua lembrança dos acontecimentos, banalizar seus pensamentos ou sentimentos e virar o jogo para culpá-la pode ser parte de um padrão de gaslighting e de violência emocional. Na noite passada, Rosie questionou o comportamento inaceitável de Adam no programa. Pedimos aos espectadores que se juntem a ela, reconhecendo comportamentos nocivos em relacionamentos e se manifestando contra todas as formas de violência doméstica – emocional e física. Só quando nos unirmos contra a violência em relacionamentos poderemos ver mudanças de atitude e o fim da violência doméstica.

## ATIRADOS E BARRAQUEIRAS

O acontecimento deu origem a vários artigos, threads no Twitter e discussões na televisão sobre gaslighting e seus significados. Parecia que todo mundo estava aprendendo sobre o termo ao mesmo tempo. Isso tudo graças a *Love Island*. O programa continua a dar visibilidade a conversas sobre gaslighting desde então. Por exemplo, na temporada seguinte, Joe Garratt questionou a parceira, Lucie Donlan, sobre a amizade dela com outro participante, Tommy Fury, que ele descreveu como "estranha" e "desrespeitosa". Lucie insistiu que ela e Tommy eram apenas amigos e não havia nada de romântico entre eles. A resposta de Joe foi: "Acho que é hora de você fazer amizade com as garotas".

Mais de mil espectadores reclamaram com a Ofcom depois do episódio, e o Twitter pegou fogo com acusações de comportamento controlador da parte de Joe. Mais uma vez, a Women's Aid fez uma declaração, agora elogiando os espectadores por reconhecerem o comportamento de Joe. "Comportamento controlador nunca é aceitável, e, com um recorde de espectadores de *Love Island* reclamando para a Ofcom sobre o comportamento possessivo de Joe para com Lucie, mais pessoas estão se conscientizando e enfrentando esse tipo de comportamento", disse a organização. "Relacionamentos violentos muitas vezes começam com sinais sutis de controle, então é importante reconhecê-los em seu estágio inicial. Os espectadores de *Love Island* agora são muito ativos na exposição de comportamentos nocivos entre casais do programa, o que é um desenvolvimento positivo."

Na sexta temporada, Connor Durman foi acusado de "controlar" a parceira Sophie Piper. Na terceira temporada, depois de questionar os valores do feminismo, Jonny foi criticado pela Women's Aid por dizer que o novato Theo Campbell, que estava interessado em Tyla Carr, só poderia ficar com ela se "passasse por cima do seu cadáver". "Aquilo não foi uma brincadeira romântica, mas sinal de que Jonny acredita ter posse sobre essa mulher", disse Laura Dix, gerente nacional de Engajamento Comunitário da Women's Aid. Dix explicou que o programa tem sido muito útil para chamar a atenção para a violência emocional. "Comportamentos manipuladores e possessivos podem nos parecer óbvios na tela, e é um desenvolvimento positivo os espectadores de *Love Island* serem tão ativos ao expor os comportamentos nocivos nos relacionamentos entre os casais", me disse ela. "Dessa forma, sobreviventes de violência doméstica podem aprender a reconhecer comportamentos com intenção de diminuí-las, rebaixá-las, confundi-las e controlá-las. Só quando nos unirmos contra a violência em relacionamentos poderemos ver mudanças de atitude e o fim da violência doméstica."

Outra questão que não foi ensinada na escola, mas aparece muito em *Love Island*, é nossa visão da sexualidade feminina. A cultura popular há muito perpetua a ideia de feminilidade como identidade maniqueísta; mulheres tradicionalmente são representadas em filmes, na televisão e na música como "boas" ou "más", e a categoria depende do comportamento sexual. A "boa" moça é virginal, enquanto a "má" é sexualmente ativa e, portanto, promíscua. Essa dualidade é comumente chamada de "complexo Madonna-prostituta", sendo a primeira aquilo que mulheres devem almejar e a segunda, o que devem evitar ser. Esse complexo foi identificado originalmente por Sigmund Freud e se refere a alguém que é incapaz de manter excitação sexual em um relacionamento sério, baseado na ideia de que amor e desejo são excludentes.

Esse conceito na verdade existe desde o início dos tempos. Como escrito por Harry Benshoff em *Film and Television Analysis: an Introduction to Methods, Theories and Approaches* [Análise de filme e televisão: uma introdução a métodos, teorias e abordagens], "esta divisão é central na cultura ocidental e no cristianismo", Eva sendo vista como a moça "má" original por ceder à tentação no Jardim do Éden. Simplificar a feminilidade dessa forma serve ao patriarcado ao reforçar papéis de gênero que reduzem mulheres a caricaturas e permite que homens sejam vistos de forma tridimensional, proporcionando a eles mais campo de atuação, além de implicar que mulheres com autonomia sexual – moças "más", como Eva – são temíveis.

Você deve ter visto o complexo Madonna-prostituta em ação na cultura popular ou na vida real. Talvez tenha ouvido um amigo chamar uma mulher de piranha por ter transado com duas pessoas na mesma noite. Ou tenha ouvido alguém fazer suposições sobre o histórico sexual de uma mulher baseado nas roupas dela. Se você já assistiu a *Love Island*, viu isso se manifestar em um grau quase hiperbólico. Amelia Morris explora esse tema no artigo "Good Girls vs Bad Girls: exploring the representations of female sexuality on ITV's *Love Island*" [Moças boas *versus* moças más: explorando as representações de sexualidade feminina em *Love Island*, da ITV]. Ela aponta a frequência com que os participantes homens classificam as participantes mulheres como "para casar" e dizem coisas como "eu poderia apresentá-la à minha mãe", o que, argumenta Morris, "categoriza as participantes mulheres como boas ou más, sugerindo que um 'tipo' de mulher seria bem-vindo no ambiente familiar, enquanto outro é reservado só para fins de prazer sexual".

Há moças "boas" e "más" em todas as temporadas de *Love Island*. As boas são doces, sorridentes e agradáveis – por exemplo, Dani Dyer (quarta temporada) e, bom, Amy Hart (quinta temporada) –, e quase sempre entram no começo do programa. É uma estratégia esperta, que ajuda a facilitar a dicotomia boa-má, porque espectadores têm mais tempo para conhecer essas participantes e, portanto, maior probabilidade de torcer pelo sucesso delas contra as participantes que entram depois, as moças más. Estas são malandras, grosseiras e, o mais importante, supertaradas – são as que mais vemos falar de sexo. Elas costumam entrar na metade da temporada, em câmera lenta, trajando um biquíni minúsculo. Usadas como agentes de caos sexual, as moças más não costumam fazer amizade com as outras mulheres da casa, porque estão ocupadas demais pensando em dar.

Uma das moças más mais notórias de *Love Island* foi Megan Barton-Hanson (quarta temporada), não só por sua aparência (lábios carnudos e seios cirurgicamente aperfeiçoados) ou por seu comportamento (ela deu em cima de um participante que já estava comprometido), mas porque, antes de aparecer no programa, tinha trabalhado como stripper. São ingredientes que, combinados, criaram a receita perfeita da moça má. Sabe, tem muito estigma ligado ao trabalho sexual, e vimos isso se manifestar frequentemente no programa em relação a Barton-Hanson. Considere o episódio em que, durante um desafio do polígrafo, Barton-Hanson perguntou ao parceiro, Wes Nelson, se ele sentiria vergonha de apresentá-la à família por causa da carreira dela como profissional do sexo. Nelson insistiu que não sentiria, mas o polígrafo indicou o contrário. Quando entrevistei Barton-Hanson no podcast, ela me disse que um produtor a orientou a fazer aquela pergunta. "Eu sabia que seria retratada como pegadora", disse ela, antes de explicar de onde ela acha que vem o estigma em relação ao trabalho sexual. "Acho que são anos e anos ensinando às pessoas que é vergonhoso mulheres usarem o corpo em benefício próprio", contou, revelando que era tachada de piranha desde a escola. "Teimei ainda mais em entrar [na indústria do sexo], porque, tipo... já me chamam assim mesmo, melhor eu controlar a narrativa."

Há uma tarefa que acontece toda temporada de *Love Island* e sempre separa as boas moças das más. É o Desafio Sr. e Sra., em que participantes em casal têm que adivinhar fatos variados sobre seus parceiros, incluindo com quantas pessoas eles já dormiram. Boas moças têm números baixos, moças más, altos. Quando Barton-Hanson revelou no programa que já tinha transado com 20 homens, usuários do Twitter a acusaram de mentir a própria idade (24 anos), porque o número parecia alto demais.

Porque a questão é esta: mulheres *não* podem gostar de sexo. Pelo menos não tanto quanto os homens gostam, e, caso venham a gostar, são consideradas más. Veja a reação à declaração de Adam Collard, outro participante da temporada de Barton-Hanson, que revelou no desafio ter transado com duzentas mulheres: não houve reação nenhuma. Pelo menos nada significativo. Marcel Somerville, da temporada de 2017, ouviu gargalhadas e piadas dos outros competidores quando revelou ter transado com "mais ou menos" trezentas mulheres.

## ATIRADOS E BARRAQUEIRAS

Reduzir mulheres a boas ou más em *Love Island* pode ser frustrante, mas faz sentido. Sim, é um reality show, mas pega elementos de narrativas fictícias para acentuar o entretenimento, como ao perpetuar essa ideia de personagens bidimensionais. Isso se faz de diversas formas, inclusive edição cuidadosa e produção manipuladora – por exemplo, o produtor pedir para Barton-Hanson perguntar a Nelson sobre ser apresentada à família como ex-stripper, algo que se acrescenta à narrativa de "moça má". Barton-Hanson não assistiu à própria participação na série, mas, pela atenção que recebeu da mídia e pelo tipo de DMs que recebe (em grande parte comentários ofensivos), ela me disse que sente ter sido mal representada. "Há parte de mim ali, mas foi absurdamente exagerado", disse ela. "Era eu, mas as situações em que me colocaram e a forma como editaram não era. Seria melhor se tivessem mostrado outros lados da minha personalidade." A participante, aos 25 anos, se descreveu para mim como "bem brincalhona" e lamentou que nada de seu senso de humor tenha sido transmitido no programa. "Foi um dos motivos para eu nunca ter visto", contou. "Porque, na minha cabeça, foi uma experiência ótima, e não quero estragar vendo como editaram e como fui representada."

Vamos analisar outra moça má de *Love Island*: Maura Higgins, da quinta temporada. Em quase todas as cenas em que a irlandesa, que à época tinha 28 anos, aparecia, estava falando de sexo. Como no caso de Barton-Hanson, o tesão de Higgins não mostrava preocupação com os códigos de conduta habituais; ela vivia flertando com homens já comprometidos e alegava sentir "a pepeca tremer" por quase qualquer um. Emma Garland, da *Vice*, a descreveu como uma "Samantha Jones irlandesa". Às vezes Maura exagerava. Teve um momento em que ela insistiu em beijar Tommy Fury no sofá após ele já ter rejeitado suas investidas, um acontecimento que levou a mais de 480 reclamações à Ofcom.

Como Higgins foi caracterizada como moça má no segundo em que entrou na casa, as pessoas fizeram suposições sobre sua vida amorosa. Presumiram que, porque ela sempre falava de sexo, já devia ter transado com centenas de homens. Na verdade, no momento do programa, Higgins só tinha transado com seis pessoas, o que chocou os outros participantes. Higgins também contrariou a caracterização de moça má quando ela e o parceiro, Tom Walker, tiveram a oportunidade de dormir no Esconderijo, um lugar onde podiam passar a noite a sós, em vez de em uma cama cercada por outros participantes. A colega de programa Molly-Mae Hague perguntou a Higgins: "Vocês certamente vão transar hoje, né?". Ao que Higgins respondeu: "Não vou, não!". Outra mulher disse: "Ah, fala sério, você falou tanto e agora vai arregar?", deixando implícito que, como Higgins falava muito sobre sexo, obviamente aproveitaria a primeira oportunidade que tivesse para copular. Porém ela não o fez, e insistiu que só beijou Walker três vezes. Logo antes de irem para O Esconderijo, Higgins ouviu Walker falar dela para os outros homens. "Vai ser interessante saber se ela só ladra e não morde", comentou ele. Higgins o criticou pelo desrespeito e falou para as outras mulheres que queria um "cavalheiro", e não um "cafajeste". Depois ela perguntou: "É 2019, por que é tão grave uma garota falar de sexo?".

Não são só homens que perpetuam a dicotomia Madonna-prostituta. Infelizmente, ela está tão internalizada em nossa sociedade que as mulheres também o fazem, muitas vezes sem notar. Veja Zara Holland, da terceira temporada, uma ex-Miss Grã-Bretanha que perdeu o título após transar com Alex Bowen no programa, porque o concurso de miss não podia mais "promover Zara como modelo positivo" – outro lembrete doloroso da vergonha com que nossa sociedade vê a sexualidade feminina. Holland confidenciou à colega Kady McDermott depois, e a fez prometer não contar para ninguém, mas McDermott imediatamente contou para os outros participantes, chamando Holland de "garota idiota" enquanto outra competidora, Olivia Buckland, zombou: "A miss deu no primeiro encontro, jura?". Morris examina essa conversa no artigo: "Aqui, a reputação de Zara como miss – historicamente apresentada como 'pura' e 'virginal' – é justaposta a seu comportamento sexual 'ruim', posicionando-a como tendo características contraditórias, tanto de 'Madonna' quanto de 'puta'". O fato de outras participantes não conseguirem aceitar essa contradição mostra que a sexualidade feminina é comumente entendida em termos meramente maniqueístas, mas não só.

Misoginia internalizada é quando mulheres inconscientemente projetam sinais de machismo contra si mesmas e outras mulheres. É sistêmica, mas também tão introjetada que muitas vezes não notamos. A conversa sobre Holland é um exemplo óbvio. Um exemplo menos óbvio, mas igualmente importante, foi a reação de Barton-Hanson quando, durante o Desafio Sr. e Sra., seu parceiro, Eyal Booker, chutou que ela já tinha transado com 37 pessoas em vez do número de verdade, 20. Ela ficou furiosa. "Não sou a menina mais inocente, mas não significa que saio por aí dando pra todo mundo", comentou ela, depois, para a câmera. "Eu fiquei puta da vida. Só porque sou aberta e digo que gosto de sexo... É 2018. Sou mulher. Posso gostar de sexo se quiser, mas não significa que transei com cada fulano, sicrano e beltrano que entrou no bar." A atitude defensiva de Barton-Hanson ilustra o nível em que mulheres podem internalizar o medo de serem vistas como moças "más". Higgins também mostrou sinais disso quando decidiu falar um pouco menos de sexo no programa, porque, como declarou, "talvez os garotos não gostem".

No podcast, falamos com Florence Given sobre algumas das manifestações comuns da misoginia internalizada em relacionamentos. No livro dela, *Women Don't Owe You Pretty* [Mulheres não te devem beleza], Givens fala da hostilidade que as mulheres muitas vezes sentem em relação a ex-namoradas de parceiros. "A misoginia internalizada acontece quando nos colocamos em competição com outra mulher", explicou. "E fazemos isso com a maioria das mulheres com quem interagimos, a menos que, conscientemente, decidamos não fazê-lo. Então, quando você tem um parceiro que tem uma ex, você se coloca no lugar de competição com essa mulher porque quer ser melhor, quer ser o que ela nunca foi para o seu parceiro, não quer cometer os mesmos erros."

Tanto Given quanto eu confessamos ter culpa com misoginia internalizada. "Eu julgava a vida sexual das minhas amigas em silêncio", contou ela. "Eu nunca as chamava de piranhas, mas, por causa de todas as mensagens que internalizei sobre mulheres, achava que elas eram fáceis." Um insulto comumente usado para ofender mulheres com base na sexualidade é dizer que elas têm vagina "frouxa". A ideia é que vaginas de mulheres que transaram com muitos homens ficam lasseadas, tornando o sexo menos prazeroso para os parceiros. Como resultado, ela são vistas como menos desejáveis, uma teoria que não faz sentido algum, como Given explicou: "Li uma coisa, acho que foi um tweet, dizendo que é interessante homens acharem que uma mulher que transa com trinta caras diferentes fica com a vagina frouxa, mas uma mulher que tem namorado e transou com ele muitas vezes não fica". Essa ofensa também ignora o fato de que vaginas apertadas podem na verdade ser sinais de ISTs, ou até de vaginismo, uma condição que faz a penetração sexual ser muito dolorida e angustiante. Portanto, ser "frouxa" é, muitas vezes, até melhor.

Minha misoginia internalizada passava menos por esse tipo de julgamento sexual e mais por me comparar com outras mulheres, especialmente com as ex-namoradas de meu parceiro. Expliquei no capítulo 4 que, quando começamos a namorar, eu as procurava nas redes sociais e as investigava detalhadamente, me comparando com elas, tentando encontrar formas de me sentir superior. Eu fazia isso categorizando cada uma dessas mulheres e dizendo coisas como "ela está tentando ser ousada" ou "ela se acha melhor que todo mundo", sendo que era eu que estava tentando me convencer de que era melhor do que elas.

Por mais educativo que seja, *Love Island* é bem problemático. O formato heteronormativo conduz de tal forma as conversas dos participantes que, às vezes, escapam momentos de homofobia. Por exemplo, Higgins certa vez disse que já tinha ficado com uma garota, mas logo garantiu para todo mundo que gostava "100% de homem, que apenas tinha rolado". Uma coisa semelhante aconteceu na segunda temporada do programa, quando houve um breve romance entre Sophie Gradon e Katie Salmon. Gradon depois diminuiu a importância do caso, alegando que estava "fingindo" para continuar no programa.

Barton-Hanson saiu do armário como bissexual depois de *Love Island*, revelando que originalmente foi rejeitada pelo programa por ter dito aos produtores que "preferia garotas". "Não acho que o único motivo para me rejeitarem seja o meu interesse por mulheres", disse Barton-Hanson, contando que, na entrevista inicial, ela também falou que o homem típico de *Love Island* não fazia o tipo dela. "Eu era bem fresca, então provavelmente pensaram: 'Ah, meu Deus, ela vai dar um trabalhão'." No ano seguinte, Barton-Hanson se inscreveu de novo, em parte por querer parar de trabalhar como stripper. Nesta segunda vez, ela não mencionou o interesse por mulheres, e foi escolhida imediatamente.

Durante sua permanência no programa, Barton-Hanson não mencionou a bissexualidade. Perguntei se ela se arrependia disso, e ela respondeu que sim, mas que manteve em segredo de propósito, por medo de sua sexualidade se somar à caracterização como promíscua. É um sintoma da bifobia, que se baseia no estereótipo de que pessoas bissexuais são mais libidinosas. Em outras palavras, Barton-Hanson não queria ser vista como uma moça ainda mais má. "Não quis dar mais corda, tipo, 'ah, além de tudo eu também gosto de garotas'", contou ela. "Levei todo esse tempo para sair do armário porque trabalho na indústria do sexo e não queria que [minha bissexualidade] estivesse a serviço do olhar masculino ou que pessoas pensassem: 'Ah, ela está fazendo isso para chamar atenção' ou para atrair homens. Isso não poderia ser menos verdade. Então abafei o caso." Barton-Hanson só saiu do armário quando foi para outro reality show, *Celebs Go Dating*.

Não sabemos se *Love Island* um dia se tornará mais sexualmente diverso, mas não parece provável que aconteça tão cedo. Apesar de metade dos fãs de *Love Island* ter declarado que assistiria a uma versão do programa com casais do mesmo gênero e de figuras proeminentes da comunidade LGBTQIAP+, incluindo o cantor Olly

Alexander, da Years & Years, terem pedido exatamente isso, executivos da ITV recusaram a ideia.[29] "O formato não permite", disse o chefe da ITV, Paul Mortimer, em resposta aos pedidos. O produtor Richard Cowles acrescentou: "Para um programa de relacionamento, todo mundo precisa gostar de todo mundo, então, se tiverem gays e héteros no mesmo lugar, não vão todos se gostar". Cowles depois disse que consideraria uma versão queer do programa, "para uma audiência gay, em uma casa de veraneio gay". Mas quão produtivo isso seria? Não seria simplesmente outra forma de marginalizar a comunidade LGBTQIAP+, os expulsando do programa "principal" ao criar um spin-off totalmente diferente? Como disse a escritora Alexandra Pollard no *Independent*, se Cowles quer que todo mundo goste de todo mundo, "o melhor caminho não seria justamente encher a casa de pessoas queer? Quando surge a questão da representatividade LGBTQIAP+, fala-se muito sobre logística e questões de formato. Mas, com alguns pequenos ajustes, eles poderiam permitir que qualquer pessoa, de qualquer sexualidade, entrasse no programa e deixar que se juntassem como bem entendessem. Simples".

Outra reclamação que aparece toda temporada de *Love Island* é ligada à imagem corporal. Todo mundo é igual: magro, inatingivelmente sarado e bonito. Os dentes são brancos, a pele, impecável e os lábios, quase sempre, carnudos. É difícil não julgar o corpo dos participantes, já que eles passam 95% do tempo de roupa de banho. Até a falecida apresentadora do programa, Caroline Flack, um dia admitiu que *Love Island* perpetuava "padrões corporais nada realistas".

De acordo com uma pesquisa com 4.505 adultos do Reino Unido feita pela YouGov em 2019, quase um quarto das pessoas entre 18 e 24 anos diz que ver reality shows gera preocupação sobre o próprio

---

29 YouGov, janeiro de 2020. Disponível em: https://yougov.co.uk/topics/entertainment/articles-reports/2020/01/09/half-love-island-fans-would-watch-same-sex-series-.

corpo. Esses dados levaram muitos a apontar para *Love Island*, incluindo o dr. Antonis Kousoulis, diretor da Fundação de Saúde Mental na Inglaterra e no País de Gales (que financiou a pesquisa), que criticou o programa por projetar uma imagem corporal que "não é diversa, nem realista, e é apresentada como aspiracional".

Em 2017, *Love Island* foi acusado de estimular um índice de quatro vezes mais uso de esteroides entre espectadores homens, devido aos corpos exageradamente musculosos dos competidores. Enquanto isso, o ex-participante Simon Searles alegou que alguns dos homens da temporada dele ficaram tão obcecados com a aparência que se recusavam a comer carboidratos, e também malhavam "que nem loucos" para manter o físico.

Além disso, há a questão da cirurgia plástica. Sabe-se que muitos competidores de *Love Island* passaram pela mesa de cirurgia. Apesar de, claro, não haver nada de errado nisso, se torna um problema quando o programa, que dá tanta ênfase à aparência, se enche de rostos e corpos cirurgicamente modificados. Não só porque acidentalmente vincula cirurgia plástica a confiança física, mas também porque deixa implícito que quem não tem 20 mil libras de sobra para esculpir o rosto como um filtro do Snapchat não merece amor. Para piorar as coisas, os intervalos de *Love Island* eram recheados de comerciais de cirurgiões plásticos, o que levou a Fundação de Saúde Mental a reclamar formalmente com a Advertising Standards Authority (ASA), o órgão que regula a publicidade no Reino Unido. A organização alegou que os comerciais "exploravam as inseguranças das mulheres" e "banalizavam" cirurgias de aumento de seios.

Resolver a questão de *Love Island* com a diversidade física não é tão simples quanto chamar pessoas com corpos maiores e menos esculpidas. A escritora Sofie Hagen alegou, em um podcast recente, que, como mulher gorda, ela não queria ver pessoas gordas no programa, porque vê-las serem rejeitadas em favor de competidores mais magros seria ainda mais nocivo e tornaria o programa difícil e desagradável de assistir. A escritora Zing Tsjeng concordou com Hagen, mas em relação à representação de pessoas do Leste Asiático. O argumento dela era hipotético, já que nunca houve um participante do

*Love Island* com ascendência do Leste Asiático. Yomi Adegoke, que participou do mesmo podcast, concordou que isso também refletia o que ela sentia sobre a falta de mulheres negras no programa.

Samira Mighty foi a primeira mulher negra a aparecer em *Love Island* – em 2018, três anos depois da estreia. No ano seguinte, mais uma vez, uma só mulher negra participou: Yewande Biala. Porém a inclusão delas foi descrita como "agridoce" por Adegoke. Tanto Biala quanto Mighty enfrentaram dificuldades com os homens do programa e muitas vezes lamentaram o fato de não serem "o tipo [de alguém] no papel", como costumam dizer no programa. Adegoke astutamente descreveu a situação em um artigo para a *Vogue* britânica: "É difícil ser negra quando as categorias disponíveis nesse papel costumam ser 'loira' ou 'morena'".

Nenhuma dessas questões é exclusiva de *Love Island*. Os outros reality shows sofrem dos mesmos problemas. A falta de diversidade de corpos é um problema generalizado, assim como de diversidade sexual e racial. Veja *The Bachelor*, que está no ar desde 2002. No programa, um homem escolhe uma mulher para se casar em meio a um grupo de mulheres solteiras, que, metaforicamente (e às vezes literalmente), se digladiam pelo afeto dele. Só em junho de 2020 – pouco depois dos protestos Black Lives Matter e 18 anos após a estreia do programa –, *The Bachelor* chamou seu primeiro homem negro.

É claro que também devemos considerar como isso tudo afeta a saúde mental, um tema que tem peso especial em relação às discussões sobre *Love Island*, lembrando que dois ex-participantes – Mike Thalassitis e Sophie Gradon – cometeram suicídio depois de participarem do programa. Como se não bastasse, muitos ex-participantes já comentaram sobre como sua saúde mental sofreu desde o programa, incluindo Malin Andersson, Alex Miller e Zara Holland, que falou sobre procurar ajuda de um psicólogo depois de aparecer no programa em 2016. "Quando me sentei e conversei [com terapeutas], juntos encontramos os pontos que desencadearam tudo e, infelizmente, foi aparecer em *Love Island*", disse Holland para a BBC em 2018. Quanto a gatilhos específicos, ex-participantes indicaram as dificuldades da fama repentina, ter a vida pessoal exposta pelos tabloides, a pressão para manter a relevância e não ter acesso a cuidado suficiente da produção – o que a ITV2 tem tentado corrigir, com um programa reestruturado de assistência ao longo de 14 meses. Tudo isso, somado à morte chocante de Caroline Flack, que apresentou o programa por quatro anos e se suicidou em 2020, levou muitas pessoas a pedirem o cancelamento de *Love Island*.

Enquanto escrevia este livro, *Love Island* deveria estar no ar, mas não estava por causa da pandemia do coronavírus. Mesmo se estivesse, contudo, não sei quanta gente o assistiria. A temporada mais recente foi ao ar em janeiro de 2020, com o plano de duas temporadas por ano: uma no inverno, filmada na África do Sul, e uma no verão, filmada em Maiorca. A temporada inaugural de inverno, contudo, foi um fracasso. Críticos perguntaram por que precisamos de duas temporadas de *Love Island* por ano, e parece que os espectadores concordaram, pois a audiência do primeiro episódio foi de 800 mil pessoas a menos do que a da temporada anterior.

Pesa ainda o argumento de que, conforme a popularidade de *Love Island* foi crescendo, o objetivo deixou de ser o amor e passou a ser a fama. Muitos dos competidores mais recentes já acumulavam muitos seguidores no Instagram antes de entrar no programa e foram convidados por produtores, em vez de se inscrever. As motivações são comerciais, não românticas, o que é extremamente óbvio para quem assiste. Lá se foram as dinâmicas de amizade adoráveis e os relacionamentos genuínos – o último casal do programa que ficou junto por mais de um ano foi Camilla Thurlow e Jamie Jewitt, da temporada de 2018.[30] Até Dani Dyer e Jack Fincham, cujo relacionamento roubou o coração de milhões de pessoas quando eles ganharam o programa

---

[30] Mais recentemente, Molly-Mae Hague e Tommy Fury também passaram de um ano de namoro, pois estão juntos desde que saíram em segundo lugar na temporada de 2019.

em 2019, só durou dez meses. Quando entrevistei Dyer no podcast, ela explicou que a atenção midiática que ela e Fincham receberam ao sair do programa tornou difícil manter o relacionamento. "Quanto mais falamos, mais distorcem", explicou. "Todo mundo tem opinião, todo mundo tem suposições, todo mundo lê coisas."

Para Barton-Hanson, que terminou com Nelson depois de seis meses, os motivos foram as prioridades diferentes. "Ele tinha muito foco na carreira, aceitou todo tipo de trabalho, e fez bem. Mas, como eu já tinha ganhado dinheiro de forma razoavelmente rápida como stripper, estava mais dedicada e concentrada no relacionamento", contou ela. "Então é muito difícil acertar esse equilíbrio e trabalhar em conjunto."

Não surpreende que a maioria dos relacionamentos do programa dê errado. É só pensar. Eles passam seis semanas vivendo uma vida completamente – e ironicamente – irreal. Não tem tecnologia, nem responsabilidade, nem mesmo relógios. Quando entrevistei a ex-participante Montana Brown no podcast, ela disse que às vezes a produção chegava a pedir para eles mudarem de assunto em uma conversa, se estivesse "muito chato". É um ambiente nada natural para viver, que dirá se apaixonar. Então não surpreende que isso tenha impacto negativo nos competidores.

"A pressão era uma loucura", lembrou Barton-Hanson. "Acho que é meio insalubre, na real, porque não é normal. Não temos influências externas, não temos contas a pagar, não temos telefone. Não temos distração." Isso é só no programa; ao sair, a vida provavelmente vai ser completamente irreconhecível se comparada ao que era antes. "Óbvio que a gente ganha uma plataforma magnífica, com um monte de seguidores no Instagram e muitas oportunidades maravilhosas pela frente, mas, a não ser que a gente esteja completamente em sincronia [com o parceiro] e queira as mesmas coisas, não vai funcionar."

Se *Love Island* voltar às telas, precisará passar por uma transformação radical para manter a relevância. A graça do programa é que serve de espelho para a nossa cultura, refletindo o melhor e o pior dos comportamentos das pessoas em relacionamentos. Contudo, esse panorama precisa se tornar mais amplo, porque heterossexuais saradões não são os únicos a se apaixonar, e finalmente cansamos de só ver isso nas telinhas. Espero que o programa volte,[31] mas em um formato novo e diversificado, porque seria uma enorme pena perder um programa que mistura tão perfeitamente a seriedade e o ridículo. Também seria uma oportunidade perdida para pessoas como eu, que não aprenderam na escola sobre gaslighting, sexualidade feminina e misoginia internalizada, mas podem aprender o que isso significa – e lidar com isso – ao se jogar no sofá e assistir ao programa toda noite por oito semanas. Sem isso, teríamos que aprender essas coisas do jeito mais difícil. Eu sei o que prefiro.

---

31 O programa voltou a ser exibido em junho de 2021. [N. E.]

capítulo 7

# PROIBIDO PARA MENORES

A primeira vez que vi um filme pornô, fiquei fascinada. Cheguei à casa de uma amiga e encontrei um grupo de colegas minhas, todas de uns 15 anos, aglomeradas ao redor da televisão, vendo uma mulher loira babando em um pênis enquanto outro a penetrava por trás. Ela estava gemendo e os homens, grunhindo como morsas famintas. "Então sexo é isso", pensei. Ficamos horas ali, caladas conforme as cenas se tornavam mais extremas. Jovens gritando "papai" quando homens mais velhos davam palmadas em suas bundas lisinhas. Pessoas sentando na cara umas das outras e gemendo de prazer. Gente cuspindo. Gente engolindo. Suruba. Vimos tudo. E aí comemos salgadinho.

A maioria das pessoas é exposta à pornografia antes de ter experiências sexuais. Um relatório recente do British Board of Film and Classification [Conselho de Classificação Cinematográfica Britânico] descobriu que algumas crianças veem pornografia pela primeira vez perto dos 7 anos, mas a maioria o faz entre os 11 e os 13 anos.[32]

---

32 Disponível em: https://www.bbfc.co.uk/about-us/news/children-see-pornography-as-young-as-seven-new-report-finds.

Contudo, a maioria das pessoas só perde a virgindade depois dos 16, a idade de consentimento legal no Reino Unido. Ou seja, há um grande salto de tempo que pode formar ao longo de anos o modo como pensamos e nos sentimos sobre sexo.

Mas, querendo ou não, pornografia existe faz séculos. Porém, millennials cresceram em um momento em que a indústria pornográfica havia de repente se tornado mais acessível do que nunca, com uma explosão de conteúdos "pontocom". Corpos nus já não estavam disponíveis apenas em VHS ou na *Playboy*. Estavam on-line – e bem à mão. De fotos passamos aos vídeos, e de vídeos passamos aos filmes em streaming. Rapidamente, tudo ficou disponível de graça. Hoje, a pornografia mainstream é consumida principalmente em sites do tipo "tube": Xtube, YouPorn, RedTube, XVideos e o que domina todos, o Pornhub, que foi lançado em 2007. Em 2019, o Pornhub relatou mais de 42 bilhões de visitas totais ao site, com uma média de 115 milhões de visitas ao dia – como parâmetro, seria o equivalente às populações do Canadá, da Austrália, da Polônia e dos Países Baixos *somadas*.

O volume e a variedade do pornô disponível nesses sites são simplesmente chocantes. Há filtros para todas as preferências sexuais e fetiches imagináveis, de "babá" a "desenho animado". Como declara a famosa Regra 34 do meme das regras da internet: se existe, tem uma versão pornô. Ainda assim, apesar da enorme variedade dos vídeos no Pornhub e sites semelhantes, quando falamos de pornografia, costumamos nos concentrar em um tipo muito específico. O tipo ruim. O tipo que iguala violência com intensidade sexual, que degrada mulheres e as apresenta como objetos sexuais consumidos por lentes misóginas e às vezes racistas. Essas cenas não são de sexo, mas de foda. A diferença é a falta de intimidade, amor, respeito e, às vezes, até de consentimento. É o pornô que eu e minhas amigas crescemos vendo e ouvindo falar, sem entender como se diferenciava do sexo de verdade. É em parte por causa de um tabu social mais amplo, que inibe conversas abertas sobre sexo, mas é principalmente por causa da abordagem vergonhosamente retrógrada do Reino Unido em relação à educação sexual. Você sabia que até 2003 era ilegal professores falarem com alunos sobre homossexualidade?[33] E que educação sexual só se tornou obrigatória nas escolas em 2020? E que, antes disso, o currículo não era atualizado havia 17 anos? Não havia exigências de que os alunos aprendessem sobre sexo virtual, questões LGBTQIAP+, consentimento, masturbação, nada disso. Sexo era simplesmente algo que se fazia para engravidar, aprendemos na escola – onde também nos ensinaram a botar camisinha em uma banana, claro.

Eu e meus amigos também não falávamos de sexo. Pelo menos não de uma forma relevante ou útil. Claro que era importante quando alguém perdia a virgindade, e, apesar de dizermos que queríamos saber "todos os detalhes mais sujos", normalmente isso só se referia às posições, ao tempo que durou e à curvatura do pênis – esquerda ou direita. Não falávamos de nada significativo. Portanto, se quiséssemos saber mais sobre sexo, nos voltávamos para a pornografia; talvez esse fosse o motivo para aquele vídeo ter nos cativado tanto.

Não vi muito pornô na adolescência, mas isso não significa que ele não tenha moldado minha perspectiva sobre sexo. Afinal, eu levei palmadas, fui enforcada e recebi puxões de cabelo doloridos durante o sexo, sem meu consentimento, nem pedido. Sim, esses homens podem ter aprendido o hábito com parceiras anteriores, mas são clichês pornográficos, então é difícil não fazer a associação. Nenhuma dessas ações me deixou confortável, mas eu permiti que acontecessem porque achei que era o que todo mundo fazia. Precisei entrar em um relacionamento longo, aos 24 anos, para notar que sexo não precisava ser assim. Era para ser gostoso. Muito, na verdade. E para os dois. Ninguém tinha me ensinado isso.

"Uma geração inteira está crescendo e acreditando que o que vemos na pornografia pesada é como se transa", disse a pioneira do sexo social Cindy Gallop no viral TED talk de 2009. Gallop explicou que notou isso sozinha, depois de transar com vários homens de 20 e tantos anos que durante o sexo pediam a ela que fizesse coisas que

---

33 Isso se dava por causa da Section 28, uma lei controversa que proibia escolas britânicas de apresentarem homossexualidade como orientação sexual viável.

claramente tinham aprendido com pornografia. "Não tenho problema em responder, como faço regularmente, que 'na verdade, não, obrigada, prefiro que você não goze na minha cara'", disse Gallop. "Minha preocupação é principalmente com a garota jovem cujo namorado quer gozar na cara dela, e ela não quer que o namorado goze na cara dela. Mas a pornografia pesada ensinou a ela que todos os homens gostam de gozar na cara das mulheres, todas as mulheres amam que gozem na cara delas, logo ela precisa permitir que ele goze na cara, e ela precisa fingir que gostou." Gallop brincou, em tom de orgulho, que nunca a expressão "gozar na cara" foi repetida tantas vezes no palco do TED.

Essa apresentação levou Gallop a revelar seu revolucionário site de sexo social, Make Love Not Porn, lançado para destacar os equívocos comuns que temos sobre sexo graças à pornografia. O site fez isso ao listar comparações entre o que acontece no sexo no mundo pornô e no mundo real.

Eis um exemplo que ela mostrou para o público do TED:

> No mundo pornô: Mulheres sempre gozam, mesmo em posições que não chegam nem perto do clitóris.
>
> No mundo real: É preciso fazer uma pressão rítmica no clitóris do jeito certo para uma mulher gozar. Pode ser com o púbis, a língua, os dedos ou outra coisa, mas precisa acontecer.

Infelizmente, eu não conhecia o site de Gallop na adolescência. Adoraria conhecer, porque, talvez, assim não tivesse meu primeiro orgasmo só aos 19 anos, com um vibrador que uma amiga me deu de presente de Natal. A masturbação feminina era estigmatizada desde quando eu estava na escola. A cultura popular tradicionalmente naturalizou a masturbação para homens e a estigmatizou para mulheres, e entre os muitos motivos que explicam isso está a pornografia. No pornô, mulheres gozam muito. Em cenas héteros, especialmente, elas parecem fazê-lo sem nenhum estímulo. A mera presença física de um homem basta para que elas molhem a calcinha. Na verdade, às vezes parece que elas gozam só de pagar um boquete – uma ideia ao mesmo tempo ironizada e perpetuada pelo clássico pornográfico de 1972 *Garganta profunda*, em que Linda Lovelace fez o papel de uma mulher cujo clitóris ficava na garganta.

O prazer feminino nunca é levado a sério no pornô convencional. Para falar a verdade, nem é considerado. Um estudo de 2017 do *Journal of Sex Research* descobriu que, dos 50 vídeos mais vistos do Pornhub, só 18% continham indícios visuais ou verbais de prazer feminino, em comparação com 78% no caso do prazer masculino. Não é coincidência demais, então, que o prazer feminino raramente seja levado a sério na sociedade em geral. Scarlett Curtis falou disso quando participou do podcast para discutir a campanha Girls Wank Too [Garotas também se masturbam], lançada para desmistificar alguns dos tabus sobre masturbação feminina, na esperança de empoderar mulheres para se darem prazer livres de constrangimento. "Comecei a me masturbar na adolescência, como muitas mulheres", disse Curtis. "Quando comecei, achei mesmo que eu era uma má pessoa. Tipo, achei que era um sinal de que tinha alguma coisa errada comigo. Depois de me masturbar, pensava 'nunca mais. Foi a última vez, é nojento'."

Curtis explicou que ela e várias outras amigas sentiam que tinham inventado a masturbação, porque nunca falavam disso entre elas. O propósito da campanha era simplesmente encorajar mulheres a falar sobre masturbação, porque era a única forma de abordar o tabu e empoderá-las para se darem prazer a ponto de aprender o que preferem na cama. Isso é parte integral do bom sexo, porque, se não sabemos do que gostamos, como podemos transmitir essa informação aos parceiros? Aprendi isso da forma mais difícil, quando, com 20 e poucos anos, um cara com quem eu ia transar perguntou do que eu "gostava". Congelei. Eu gostava de ficar sozinha na minha cama, com meu vibrador.

– Não sei – murmurei.

Dez minutos depois, ele me chupou. Não foi bom – parecia uma lesma se arrastando em busca de um tesouro –, mas fiquei com vergonha de falar qualquer coisa. Então deixei ele continuar, enquanto eu repassava minha lista de compras na cabeça.

Assim como Curtis e várias outras mulheres, quando mais jovem eu sentia vergonha demais da minha sexualidade para explorá-la por meio da masturbação. E olha que eu cresci em uma casa muito liberal, com meus pais falando de sexo de forma razoavelmente aberta. É claro que não é o caso de todo mundo, visto que muitas culturas conservadoras ativamente desencorajam mulheres a falar sobre o tema, especialmente quando mais jovens. Foi o caso de Poppy Jay, coapresentadora do podcast *Brown Girls Do It Too,* da estação Asian Network da BBC, que cresceu no leste de Londres, em um lar muçulmano conservador, onde sexo nunca era mencionado – ela nem sequer sabe se existe em bengali uma palavra para "sexo". "Masturbação era uma vergonha quando eu era mais nova", me contou Jay. "Eu me sentia imediatamente 'suja' depois de ter feito 'aquilo'. Fui criada para acreditar que todo tipo de autocuidado era *haram* [proibido pela lei islâmica] pra caralho e que a gente colecionava pontos de fidelidade do inferno a cada vez que se dava prazer, especialmente sendo mulher."

Masturbação era igualmente vergonhoso para a coapresentadora de Jay, Rubina Pabani, que também cresceu em um lar muçulmano onde raramente se falava de sexo. Ela me contou que ser pega com a mão dentro da calça ainda é o "maior medo" dela até hoje. "Quando eu era mais nova, nem sabia o que estava fazendo, era que nem espirrar ou coçar uma picada – masturbação era uma coisa de que meu corpo precisava. Mas não podíamos falar disso, era secreto e sujo, e quem gostava daquilo era piranha. Eu era uma piranha e tanto."

Não era só que o ato de se masturbar parecesse errado, mas porque, como nem Jay, nem Pabani tinham com quem conversar confortavelmente sobre o assunto, elas não sabiam direito que fazer. "Eu me lembro de ser uma experiência bem isoladora, de tatear no escuro, literal e metaforicamente", disse Jay. "Eu não tinha com quem conversar, não podia nem falar de siririca com minhas amigas, nem minhas primas – era um assunto 100% proibido. Sentir prazer e depois morrer de culpa era uma experiência comum para mim... quer dizer, até a internet surgir."

Não é novidade falar de masturbação feminina em 2021. Veja como a personagem Fleabag, de Phoebe Waller-Bridge, se masturbou abertamente vendo um discurso do Barack Obama na série homônima. Ou Michaela Coel, que se masturbou fingindo ser Beyoncé na série de estreia, *Chewing Gum*. Considere agora a longa lista de mulheres famosas que tentam acabar com o estigma da masturbação, falando abertamente sobre o assunto, como Emma Watson, Lena Dunham e Gwyneth Paltrow. Finalmente, parece que chegamos a um lugar onde mulheres que se masturbam não devem sentir tanta vergonha. Contudo, levou tempo para chegarmos até aqui, e as ramificações de crescer em uma sociedade que ainda estigmatiza o prazer feminino são sentidas em relacionamentos mundo afora.

É por isso que temos algo chamado "lacuna do orgasmo", termo usado pela professora Laurie Mintz, da Universidade da Flórida, autora de *Becoming Cliterate: Why Orgasm Equality Matters – and How to Get It* [Alfabetização clitoriana: por que a igualdade orgástica é importante – e como atingi-la]. A lacuna do orgasmo se refere ao fato de que mulheres heterossexuais, em geral, têm menos orgasmos do que homens heterossexuais. Em seu livro, Mintz cita um estudo de 2016 do *Archives of Sexual Behavior* que analisou mais de 52.500 adultos americanos e descobriu que 95% dos homens héteros relatavam sempre, ou quase sempre, atingir o orgasmo durante o sexo, em comparação com apenas 65% da mulheres heterossexuais. A questão, argumenta Mintz, é que há uma falta de compreensão cultural da estimulação do clitóris, necessária para a maior parte das mulheres gozar. E, sim, essa ignorância é em parte motivada pela pornografia, porque, como indicou Gallop, não costumamos ver estímulo de clitóris na pornografia mainstream, em que mulheres parecem gozar mais rápido do que o tempo necessário para se pronunciar a palavra "orgasmo".

É hora de começar a priorizar o prazer feminino na pornografia que a maioria das pessoas vê, ou seja, o que encontramos nos sites "tube". Senão, mulheres vão acabar fingindo, e aquela lesma que se arrastou por sua vagina vai se arrastar da mesma forma pela vagina de outra.

A pornografia tem muito com o que se retratar em relação à imagem corporal. Se pensarmos em pelos pubianos, por exemplo, a maioria das atrizes pornô não tem sequer um pelo das sobrancelhas para baixo. No entanto, mulheres se depilam desde muito antes da existência do pornô. Na verdade, elas já o faziam na Grécia antiga, quando, de acordo com o livro de Victoria Sherrow, *Encyclopedia of Hair: A Cultural History* [Enciclopédia do cabelo: uma história cultural], pelos pubianos cheios eram considerados "não civilizados". Apesar de muitas tentativas nobres de combater essa perspectiva arcaica – por exemplo, propagandas com mulheres de biquíni e pelinhos escapando da virilha e a campanha anual #Januhairy (juntando o mês de janeiro com a palavra hairy, "cabeludo") nas redes sociais –, a maioria das mulheres ainda se sente em algum nível obrigada a depilar os pelos pubianos. Inclusive eu.

Em 2017, uma pesquisa da *Cosmopolitan* descobriu que só 6% das mulheres deixavam os pelos pubianos naturais. A mesma pesquisa também mostrou a importância que homens heterossexuais dão para os pelos das parceiras: 30% disseram que terminariam o relacionamento se a depilação não fosse do gosto deles. Outros 40% até pediram às parceiras que mudassem a forma como depilavam os pelos pubianos.[34] É claro que a pornografia não é inteiramente culpada por isso, mas acho difícil acreditar que não cause nenhum impacto. A ausência de pelo na pornografia convencional faz sentido, em parte porque glorifica a juventude, sinônimo de uma vulva sem pelos, e em parte por eliminar obstáculos para o clitóris, deixando tudo claro e simples.

Eu depilo os pelos pubianos desde os 16 anos. A primeira vez foi em uma clínica estética perto da minha escola em Somerset. Fui com minha melhor amiga, e nós duas tomamos paracetamol para nos preparar para a depilação total com cera. E é total mesmo.

---

34 Pesquisa da *Cosmopolitan*. Disponível em: https://www.cosmopolitan.com/sex-love/a9535211/pubic-hair-removal-trends-stats/.

Não sei por que escolhemos esse tipo de depilação logo de cara, visto que é o mais dolorido e invasivo, mas logo se tornou um ritual, que eu continuaria fazendo mensalmente por muitos anos. Posso mentir e dizer que continuei porque gostava da sensação – mais limpa e sexy –, mas a verdade é que o fiz para o caso de ir a uma festa e um garoto enfiar a mão dentro da minha calcinha.

Como qualquer pessoa que já experimentou dirá, depilação não é moleza. Além da dor, é constrangedor e caro – pesquisas indicam que o gasto anual de mulheres do Reino Unido que se depilam regularmente pode chegar a cinco dígitos.[35] Há vários métodos, com preços e graus de eficiência diferentes. Eis alguns dos mais comuns:

- Lâmina: Barato, indolor e eficiente, mas não dura muito, deixa áspero e pode fazer os pelos crescerem mais grossos e fortes.
- Depilador elétrico: Se você tiver o próprio depilador, sai barato, mas é como se alguém enfiasse mil agulhinhas no seu corpo de uma vez. Quem faz isso com os pelos pubianos é simplesmente masoquista.
- Cera: Dolorido, mas acaba rápido, deixa os pelos mais finos, mas pode causar pelos encravados. Um pouco esquisito na hora de ficar de quatro e abrir as nádegas para uma desconhecida esfregar cera quente nos cantinhos.
- Laser: Horrivelmente caro, duradouro, só funciona mesmo em quem tem pelos escuros. Também é um pouco esquisito na hora de ficar de quatro e abrir as nádegas para uma desconhecida encostar uma maquininha quente e barulhenta nos cantinhos.

Já experimentei tudo isso ao longo dos anos. Por muito tempo, minha preferida foi cera. Porém, depois de um pelo encravado levar a um cisto que me fez tomar antibiótico, passei para o laser e financiei minhas primeiras sessões, aos 21 anos, trabalhando em uma loja de

---

35 Um estudo de 2017 da Centros Unico descobriu que mulheres que se depilam com cera duas vezes por mês gastarão por volta de 23 mil libras nessa atividade ao longo da vida.

sucos por três semanas. Eu mal sabia que, seis anos depois, ainda estaria gastando uma boa parte do salário com isso.

Que fique registrado: se livrar dos pelos pubianos não tornará ninguém uma má feminista, assim como usar uma camiseta se declarando feminista não torna ninguém uma boa feminista. Falamos disso no podcast com a educadora sexual Alix Fox. "Pelos pubianos se tornaram uma questão feminista. E eu sou certamente feminista. Mas gosto da sensação de tirar um pouco dos meus pelos pubianos", disse ela. Fox revelou que, no dia da gravação, os pelos dela tinham sido raspados na forma de um focinho de raposa. "Sou fiel à minha marca", brincou ela (se referindo ao seu nome, Fox, que significa raposa, em inglês). Conversamos sobre pelos pubianos no contexto de se arrumar para um primeiro encontro. "Sabe que os nadadores olímpicos raspam todos os pelos do corpo antes de uma competição importante? Para mim, é parte de entrar no clima, e eu quero estar prontinha, lisinha, prestes a enlouquecer qualquer um porque sou uma pista de gelo coberta de óleo." Concordo com Fox: há certo conforto em se preparar assim para um encontro. Além de deixar a gente no clima, aumenta nossa autoconfiança – pelo menos no meu caso. Mas ainda nos sentiríamos assim, e inconscientemente associaríamos confiança com vulvas peladas, se nós e as pessoas com quem transamos não tivéssemos visto isso em pornô?

A pornografia há muito tempo glorifica uma versão homogeneizada do corpo feminino, espelhando as mesmas qualidades valorizadas em Hollywood: juventude, magreza e peitão. Uma pesquisa recente da *Cosmopolitan* constatou que esses são os três principais atributos que homens procuram em atrizes pornô, provavelmente porque é a aparência das atrizes no pornô que eles viam na adolescência. Só vemos mulheres gordas na pornografia convencional como fetiches – uma ocorrência tão popular que tem até uma sigla própria: BBW

[Big Beautiful Women, ou seja, Mulheres Lindas e Grandes]. Tudo isso se soma às pressões que as mulheres sentem quanto à aparência. Assim como campanhas publicitárias, revistas de moda e filmes, a pornografia perpetua o mito de que mulheres precisam se encolher em corpinhos menores para serem consideradas convencionalmente atraentes. Contudo, o pornô se destaca de outras mídias porque pode afetar profundamente nossa autoimagem. Considere a ascensão de cirurgias de aumento peniano, que se tornam cada vez mais comuns desde a década de 1990, algo que foi atribuído à pornografia, pois espectadores homens se comparam aos atores pornô *muito* bem-dotados e se sentem inadequados.

Quanto às mulheres, considere a tendência de "vagina de grife" que cresceu nos últimos anos. Os procedimentos podem ir da modelação à redução e à simetria dos lábios. Em 2010, o Harley Medical Group, um dos principais centros de cirurgia plástica do Reino Unido, relatou ter recebido mais de 5 mil pedidos de ginecologia cosmética. Mais da metade desses pedidos era de redução dos lábios, e o restante se referia a modelação e firmeza. Considerando que uma das únicas circunstâncias em que vemos vulvas e pênis de perto, além do momento do sexo, é no pornô, seria negligência não fazer essa conexão.

Vamos falar sobre o impacto de ver pornô na função sexual. É um tema controverso, que gera debates acalorados entre psicossexólogos e educadores sexuais. Você provavelmente já ouviu que homens que veem pornografia têm maior probabilidade de sofrer disfunção erétil, mas a verdade é que a ciência nunca comprovou essa conexão. "A pornografia em si não faz mal para a vida ou o desempenho sexual das pessoas", disse a dra. Karen Gurney, psicóloga clínica na The Havelock Clinic e autora de *Mind the Gap: The truth about desire and how to futureproof your sex life* [Cuidado com o vão: a verdade sobre o desejo e como cuidar do futuro da sua vida sexual].

O que é nocivo, segundo a dra. Gurney, é a combinação do consumo de pornografia com má educação sexual e/ou uma falta de discussões saudáveis sobre sexo, que é a realidade de muitos millennials que, como eu, não tiveram educação sexual adequada na juventude. "O problema é quando aprendemos sobre sexo tendo a pornografia como referência, o que é o caso de muita gente", acrescenta a dra. Gurney. "É difícil não levarmos aquilo que aprendemos na pornografia para os encontros sexuais, o que pode causar problemas, mas a solução não passa necessariamente por demonizar a pornografia em si, mas sim por melhorar a educação sexual e elevar a capacidade analítica dos jovens quanto à pornografia."

Se a pornografia não tem culpa pelos casos de disfunção sexual, então quem tem? Falamos sobre isso no podcast com o coach e influencer Ben Bidwell, também conhecido como The Naked Professor [O professor desnudo]. Bidwell tem um transtorno chamado ejaculação retardada, uma grande dificuldade de ejacular, tornando a ejaculação rara. A ejaculação retardada, às vezes chamada de "transtorno do orgasmo masculino", não é tão comum quanto disfunção erétil ou ejaculação precoce – quando o homem ejacula rápido demais durante o sexo –, mas o impacto pode ser dos mais debilitantes para os relacionamentos. "Algumas [mulheres] levam para o lado pessoal", disse Bidwell. "Não quero que minha parceira se sinta assim, então, se estou em um relacionamento e vamos transar, eu explico. Digo: 'Olha, às vezes é assim. Não quero que nossos pensamentos fiquem presos a essa questão, não é algo grave, só não quero que você leve para o lado pessoal caso aconteça.'" Bidwell disse que ainda gosta de sexo, mas que o prazer "é diferente", e acrescentou: "Obviamente não aproveito tanto quanto outras pessoas".

Apesar de existirem causas físicas para disfunções sexuais, como alguns tipos de câncer ou questões relacionadas ao funcionamento de órgãos, normalmente é uma questão psicológica. Foi o caso de Bidwell, que passou anos tentando encontrar modos fisiológicos de superar o transtorno, sem sucesso. Ele começou a buscar as causas psicológicas por meio da terapia, mas também não ajudou.

"Acredito que isso seja uma forma de me ensinar uma lição, porque, quando estava na faixa dos 20 anos, eu não expunha meu verdadeiro eu", explicou Bidwell. "Eu não aceitava minhas emoções, apenas me encaixava em modelos sociais." Agora, contudo, ele sente que o transtorno lhe permitiu se tornar mais autêntico e emocionalmente aberto. "Eu não era nada daquilo. Me tornei uma nova pessoa, e [a ejaculação retardada] é o último obstáculo. Mas sinto que estou quase pronto para superar. Eu me sinto mentalmente pronto para superar."

No episódio, não discutimos o impacto da pornografia no transtorno de Bidwell, nem sua percepção a respeito da pornografia, então mandei uma mensagem para ele no Instagram. "Parei de me conectar com pornô há muito tempo", respondeu ele por mensagem de áudio. Quando mais novo, explicou, ele via fotos de mulheres nuas em revistas. "E, sabe, achava excitante, uma foto ou outra. Aí veio a internet e de repente não bastavam as fotos, eram vídeos. E aí eu queria mais e mais e mais." Ele chegou ao ponto de passar horas buscando vídeos, atrás de alguma coisa que despertasse seu interesse, mas não achava nada. "Eu sabia que não era saudável. Antes eu ficava excitado por um mero vislumbre, e isso deixou de ser suficiente." Ele procurou auxílio de um psicossexólogo, que o ajudou a encontrar um equilíbrio mais saudável em relação ao consumo de pornografia, que, em retrospecto, ele nota que chegou a "atordoar um pouco os sentidos". O embasamento científico por trás disso é controverso, mas um estudo de 2014 descobriu que homens que veem muita pornografia tendem a ter menos massa cinzenta e reatividade na parte do cérebro ligada ao sistema de recompensa. Os pesquisadores ponderam que isso poderia ter dois significados: ver pornografia diminui a região de prazer do cérebro, ou essa configuração cerebral proporciona um maior aproveitamento em relação à pornografia, então aqueles que têm cérebro com essa configuração tenderão a consumir pornografia com mais frequência.

Uma das coisas mais preocupantes da pornografia é a fetichização de minorias étnicas e raciais. A busca mais feita no Pornhub em 2019 foi "japonesa", seguida de "hentai" (pornografia de anime e mangá). "Coreana" estava em quinto lugar e "chinesa", em 18º. A fetichização de mulheres asiáticas na pornografia é tão comum que se tornou algo socialmente aceitável, a ponto de virar "piada". Na sua apresentação *Mostly Sex Stuff* [Principalmente sexo], Amy Schumer falou, para um público em êxtase: "Não importa o que vocês façam, amigas, os caras vão te trocar por uma asiática. Elas são mais inteligentes, riem assim [Schumer cobre a boca com a mão] porque sabem que homens odeiam quando mulheres falam. Ah, e como elas fecham o negócio? Com a vagina mais apertada do mercado". Em um artigo no *Refinery29*, a profissional do sexo Lily Yin chamou os comentários de Schumer de "sem noção, especialmente para uma mulher que construiu a carreira apontando machismo cotidiano", e salientou que Schumer parecia assustadoramente confortável ao fazer declarações tão ofensivas.[36] "Mulheres asiáticas são constantemente sexualizadas e objetificadas pela sociedade", escreveu Yin, explicando ainda que, por questões raciais, teve vantagens na indústria do sexo. "Minha origem asiática é um diferencial muito lucrativo. Quando eu trabalhava em uma masmorra asiática, não havia um dia sequer sem um fluxo constante de clientes que preferiam mulheres asiáticas como dominatrix."

Não só as mulheres asiáticas foram fetichizadas. A lista de termos mais procurados no Pornhub também inclui palavras como "ébano", "latina" e "indiana". Enquanto isso, em um relatório com o título *Racism in Pornography* [Racismo na pornografia], as autoras Alice Mayall e Diana E. H. Russell dão exemplos de filmes pornográficos com títulos racistas, como *Animal Sex Among Black Women* [Sexo

---

[36] "How It Feels To Be Fetishised As An Asian Sex Worker" [Como é ser fetichizada como profissional do sexo asiática], Lily Yin, junho de 2016. Disponível em: https://www.refinery29.com/en-gb/2016/06/112654/asian-women-fetish-sex-stereotype.

animal entre mulheres negras], *Geisha's Girls* [Gueixas] e *Gang Banged by Blacks* [Suruba negra].[37]

O fetiche por minorias étnicas e raciais na pornografia é "racismo clássico", disse Sangeeta Pillai, fundadora da plataforma Soul Sutras, que aborda tabus ao redor da sexualidade de mulheres sul-asiáticas. "Nós viramos uma caixinha para ticar em um site. É muito fácil encaixar indivíduos em uma categoria sem nem pensar sobre as múltiplas facetas que pessoas de determinada raça carregam."

Pillai me disse que já foi fetichizada na própria vida amorosa, por homens que perguntaram se ela faz o Kama Sutra, "como se o Kama Sutra fosse uma coisa que toda mulher indiana aprende no berço". Ela acrescentou que esses comentários em geral vinham de homens cultos e progressistas. "Eles obviamente não estavam nem aí para se educar sobre minha cultura. E aposto que muitos dos comentários deles sobre o Kama Sutra vinham da pornografia, que não é conhecida por representações culturais complexas."

O fato de a pornografia pesada capitalizar com estereótipos raciais é bem conhecido pelas atrizes pornô. Asa Akira reconhece que sua ascendência japonesa "garante" trabalhos, e a ex-atriz Vanessa Belmond disse que ela e o namorado saíram da indústria do sexo porque os dois eram constantemente instruídos a reforçar os estereótipos raciais. "Meu namorado passou a odiar fazer pornô, porque ele sempre recebia a orientação de atuar de acordo com um estereótipo de bandido", disse ela. "Ele foi recusado várias vezes por não ter pele escura o suficiente e por não se sentir confortável em pegar mais pesado com as mulheres e chamá-las por termos racistas. Ele não interpretava bem o papel de 'homem negro assustador', então os diretores escolhiam os caras que assumiam bem esse tipo de papel."

Há pouca pesquisa sobre o impacto de estereótipos e fetiches raciais na pornografia. Contudo, um estudo de 2018, publicado no *Archives of Sexual Behaviour*, analisou 172 vídeos on-line gratuitos de pornografia e percebeu que aqueles com elenco com homens negros,

---

37 Disponível em: http://pornharmsresearch.com/wp-content/uploads/2012/03/241 63417-Racism-in-Pornography.pdf.

latinos e asiáticos tinham mais tendência a apresentar conteúdos de agressividade masculina, quando comparados com os conteúdos com homens brancos. De forma semelhante, os filmes com mulheres asiáticas e latinas têm mais propensão a representá-las sofrendo nas mãos de homens agressivos.

A socióloga e crítica do feminismo com recorte de raça Golshan Golriz, coautora do estudo, me falou que os impactos do fetiche racial na pornografia são amplos, mas que o mais urgente é a representação de violência sexual contra minorias étnicas. "O fetiche racial pode ter consequências graves para mulheres em relação a agressão e assédio sexual, tanto institucionalmente quanto no cotidiano. Também pode contribuir para a criminalização violenta e fatal de homens de minorias raciais, que costumam ser retratados como sexualmente agressivos", disse ela. Quanto à forma de superar isso, Golriz explicou que essa é uma pergunta que não pode ser respondida neste estágio, visto que as consequências desse tipo de representação ainda nem foram inteiramente compreendidas do ponto de vista psicológico. "Mas certamente posso dizer que uma análise sistemática dá um ponto de partida útil para entender como essa representação pode afetar crises como a violência contra a mulher."

Sempre que um criminoso sexual revela ser um ávido consumidor de pornografia, vem à baila a controversa discussão de esse tipo de conteúdo incitar violência sexual na vida real. Algumas pesquisas apontam essa conexão: a Organização Mundial da Saúde, por exemplo, publicou um relatório que relacionou a violência sexual e a proliferação de fantasias sexualmente coercivas ao acesso a pornografia; há também um recente relatório do governo britânico, que ainda demanda mais pesquisas, que apontou tendências entre acesso a pornografia e assédio sexual: "Pessoas que aceitam bem a pornografia legalizada têm, em geral, maior tolerância à prática de assédio sexual do que as que acham pornografia legalizada algo inaceitável". O relatório também destacou conexões entre consumo de pornografia e atitudes machistas, que poderiam levar a comportamentos sexualmente agressivos.[38] Em contrapartida, há estudos que questionam enfaticamente a conexão entre pornografia e violência sexual: "É hora de descartar a hipótese de que a pornografia contribui para o aumento dos comportamentos de agressão sexual".[39]

O pesquisador Neil Malamuth, da Universidade da Califórnia, em Los Angeles, conduziu muitos estudos explorando a conexão entre pornografia e violência sexual, e concluiu que a pornografia se assemelha ao álcool, explicando que, sozinha, não é uma ameaça. Contudo, para algumas pessoas que têm outros fatores de risco, pode levar a comportamentos perigosos. Porém, em última instância, mais pesquisa é necessária para provar qualquer um dos argumentos.

O que é indiscutível é que a pornografia contém muita violência sexual. E estou falando de muita mesmo. Um estudo de 2010 descobriu que, de 304 cenas pornográficas analisadas, 88,2% continham agressão física, bofetões, enforcamentos e palmadas. "Os agressores eram normalmente homens, enquanto os alvos de agressão eram predominantemente mulheres", declara o estudo, acrescentando que "os alvos em geral mostravam prazer ou respondiam de forma neutra à agressão".[40] Preocupante, não? A questão vai além da violência contra mulheres na tela: quando uma mulher parece sentir prazer com aquela violência, ensina outras mulheres, como eu, a gemer quando o parceiro aperta seu pescoço com muita força durante o sexo – em vez de avisar que está doendo pra caralho. É o tipo de coisa que ensina os homens que todas as mulheres são assim e que, se elas parecem sentir dor, na verdade estão sentindo prazer.

Em um dos primeiros episódios do podcast, falamos com Hannah Witton, influencer e escritora que trabalha com o tema do sexo,

---

38 Disponível em: https://publications.parliament.uk/pa/cm201719/cmselect/cmwo meq/701/70107.htm#footnote-104.

39 Disponível em: https://www.sciencedirect.com/science/article/abs/pii/S13591789 09000445.

40 Disponível em: https://journals.sagepub.com/doi/abs/10.1177/107780121038 2866.

sobre as conexões entre pornografia e violência, e os comentários dela ecoaram os de Malamuth e da dra. Gurney: "O que torna [a pornografia] perigosa é a falta de educação sexual. Nunca vamos nos livrar da pornografia. Está na internet, não dá para regular, nem censurar. É uma tarefa impossível. O que a gente pode fazer é educar as pessoas". Ela argumenta que haverá cenas violentas e não consensuais nas telas, porque não temos como controlar o conteúdo pornográfico, o que é preciso é educar as pessoas para que assistam a esse tipo de pornografia sem se interessar por ele, pois reconhecerão que é nocivo.

Quando falei com Cindy Gallop sobre a conexão entre violência sexual e pornografia, ela apresentou um ponto de vista muito único. "Tudo que preocupa as pessoas na pornografia está relacionado a questões de mercado", me disse ela, por telefone, de sua elegantíssima residência em Nova York. "A pornografia caiu nas garras do modelo de negócios que eu chamo de 'competição colaborativa': todo mundo no ramo compete entre si, fazendo exatamente aquilo que todo mundo do ramo já está fazendo." É por isso que Gallop acredita que a crescente violência na pornografia não se deve a figuras "do mal" na indústria, nem ao fato de o público ser composto de depravados que querem consumir conteúdo violento, mas devido ao fato de "a indústria pornográfica estar indo para o ralo, já que há tanto conteúdo de graça, então um bando de caras está se cagando de medo sem ganhar dinheiro e acaba não assumindo os riscos de fugir do óbvio". E, infelizmente, o óbvio é se prender ao que há de mais nocivo na pornografia voltada para o olhar masculino.

Diante disso tudo, seria muito fácil dizer "todo pornô é horrível e violento e devemos banir a pornografia do mundo". Há muitos ativistas antipornografia que dizem exatamente isso e há muito tempo fazem campanha pela abolição da pornografia. Como Julia Long, que, em seu livro *Anti-Porn: The Resurgence of Anti-Pornography*

*Feminism* [Antipornô: a ressurgência do feminismo antipornografia], culpa a pornografia por muitas questões sociais, da objetificação do corpo feminino e da violência contra mulheres à "pornificação" mais ampla da sociedade ocidental. Ser contra a pornografia é parte integral do feminismo de Long. Esse era o caso da escritora e comediante Sara Pascoe, até ela começar a pesquisar pornografia para seu primeiro livro, *Animal: The Autobiography of a Female Body* [Animal: a autobiografia de um corpo feminino]. "Notei que tudo que eu sabia sobre pornografia vinha do feminismo, então tinha uma perspectiva muito forte, que não necessariamente estava certa", disse ela quando foi ao podcast para discutir seu segundo livro, *Sex Power Money* [Sexo, poder, dinheiro]. "Eu provavelmente argumentaria que o fato de a pornografia existir faz homens héteros verem mulheres como sexualmente disponíveis o tempo todo." Pascoe explicou que a visão dela sobre pornografia também foi moldada pelos homens héteros que ela conhecia e que tinham desenvolvido vícios em pornografia. "Eu supunha que todos os homens héteros estavam em um nível talvez mais baixo, que eles não eram capazes de entrar em lojas sem imaginar mulheres nuas ou fantasiar sobre sexo com todo mundo nas ruas", disse ela. No entanto, apesar de o vício em pornografia ser uma coisa muito perigosa e séria, a realidade é que muitas pessoas têm uma relação bem saudável com ela. "É uma libertação, uma fantasia, as pessoas sabem que não é de verdade, algo diferente do que fazem com parceiros, e separado deles, mas isso não é tão interessante", acrescentou Pascoe. Também pode ajudar a identificar do que gostamos na cama – o que teria sido muito útil para mim quando o sr. Lesma me perguntou exatamente isso. Há até um *corpus* crescente de pesquisa que sugere que ver pornografia a dois pode fazer bem para o relacionamento do casal.[41]

A questão central nisso tudo não é a pornografia em si, mas algo que remonta ao que eu falei no início deste capítulo: ao falar de pornografia, costumamos falar de um único tipo. Se sairmos da pornografia mainstream que domina os sites tipo "tube", o que

---

41 Disponível em: https://www.ncbi.nlm.nih.gov/pmc/articles/PMC6155976/.

encontraremos é uma gama mais ampla de conteúdo adulto on-line que é ao mesmo tempo realista *e* empoderador. Há muitas pessoas que tentam transformar a indústria pornográfica, fazendo filmes que combatem as questões problemáticas que mencionei aqui, da falta de diversidade física e sexual à fetichização racial e à violência contra mulheres. A diferença é que esse conteúdo é pago.

Gallop é uma dessas pessoas. A empresa dela, Make Love Not Porn, é a primeira plataforma social de vídeos de conteúdo sexual gerados por usuários e com curadoria pessoal. "Somos um contraponto ao pornô; se pornô é o filme de Hollywood, nós somos o documentário realista", disse Gallop, descrevendo a plataforma como a origem de uma "revolução sexual social". O que Make Love Not Porn faz é permitir que pessoas normais façam upload de vídeos variados de si mesmas transando. Esses vídeos então passam por uma série de curadores, que verificam se eles cumprem certos padrões antes de postá-los no site, uma espécie de YouTube de sexo. "Estamos socializando e normalizando o sexo para facilitar a conversa sobre o tema e promover consentimento, bons comportamentos sexuais e bons valores sociais", disse Gallop. "Celebramos corpos reais, pelos reais, tamanhos de pênis e seios reais. Podemos falar até cansar de positividade corporal, mas nada é tão eficiente em nos fazer sentir bem com nosso corpo quanto ver pessoas que não atendem a padrões sentindo tesão umas pelas outras. O pornô ensina que sexo é performance, e isso faz o oposto."

Não tenho dúvida de que nos sentiríamos mais confortáveis em nosso corpo se o víssemos desejado na tela, especialmente de forma respeitosa e consensual. A tragédia, no entanto, é que projetos como o de Gallop têm menos probabilidade de ganhar tração na sociedade atual, que ainda vê sexo e pornografia como tabu.

Apesar do fato de Gallop estar claramente fazendo algo útil e importante, muitas pessoas se recusam a trabalhar com ela na expansão da plataforma. "Nos veem na categoria de 'conteúdo adulto'", disse ela, explicando que grandes empresas, como PayPal, American Express e MailChimp, têm uma proibição total em relação a conteúdo adulto. "Ninguém se associa àquilo que enxerga como pornografia. Tenho que conversar com os chefes das empresas, explicar o que estou fazendo e implorar para usar o serviço", continuou ela. "Todos os processadores de pagamento que não trabalham para empresas adultas legalizadas, todos os bancos que não trabalham com empreendimentos adultos legalizados, todos os negócios que não fazem parceria com empresas de conteúdo adulto, são todos responsáveis pelas coisas ruins que acontecem na indústria sexual", concluiu Gallop. "Quando forçamos toda uma indústria a funcionar na marginalidade, dificultamos muito que coisas boas aconteçam, e facilitamos muito que coisas ruins aconteçam."

Outra pessoa que impulsiona a mudança na indústria pornográfica é a cineasta sueca Erika Lust, frequentemente reconhecida como uma das figuras centrais no movimento do pornô feminista. Ao contrário do pornô convencional, os filmes de Lust valorizam o consentimento e o prazer feminino, e ela usa atores com corpos de formatos e tamanhos diferentes, além de atores com deficiência. "Quero mostrar e capturar a sensação total do sexo", me explicou ela por e-mail. Diferentemente dos filmes pornôs convencionais, que tornam o enredo obsoleto, Lust encara o enredo como central, assim como o desenvolvimento dos personagens. "Quando pensamos em pornô, pensamos nos filmes que encontramos nos sites 'tube' gratuitos; filmes adultos feitos principalmente por homens brancos e cis, com closes genitais e enredos sem emoção. Com meus filmes, quero retratar na tela relacionamentos sexuais saudáveis, em que o consentimento é mostrado com clareza e tanto mulheres quanto homens têm comando sobre o que fazem com o corpo, seja o filme romântico, fetichista ou de qualquer outra variação."

Lust também é grande defensora da segurança nos sets de filmagem para seus atores, algo em falta no setor de pornô amador – veja o documentário *Hot Girls Wanted* [Procura-se gostosas], de Rashida Jones, que mostra como alguns cineastas da indústria pornô podem ser horrivelmente antiéticos e exploradores. Lust não escolhe atores de forma estereotipada com base em idade, raça, sexualidade ou gênero. Além disso, ela sempre conversa com todos os envolvidos para entender o que os deixa confortáveis e, durante as filmagens, toma cuidado para não dar orientações íntimas demais. "Eu permito que eles transem do jeito que lhes parece orgânico e natural. Quero que se concentrem um no outro, em vez de posar para a câmera."

Assim como Gallop, Lust é muito ativa na promoção de conversas positivas sobre pornografia, motivo pelo qual lançou o site sem fins lucrativos ThePornConversation.Org, para encorajar pais a conversarem com os filhos sobre conteúdo adulto. "Não podemos impedir que crianças encontrem pornografia on-line, então é muito importante dar a elas ferramentas para que assistam ao pornô de forma crítica e consciente. Elas devem ser capazes de entender as diferenças entre os tipos de pornô e o que é sexo consentido entre adultos", disse ela.

Outra cineasta que movimenta a cena do pornô feminista é Jennifer Lyon Bell, cuja produtora, Blue Artichoke Films, produz uma variedade de filmes adultos premiados que valorizam a intimidade e a comunicação no sexo. "Comunicação durante o sexo é muito sexy", me disse Bell. "Mostra disposição para se arriscar e ser vulnerável com a outra pessoa, porque, sinceramente, às vezes precisamos de um pouco de coragem para pedir exatamente o que queremos. No meu novo filme, *Wild Card* [Carta curinga], os dois atores recebem cartas para jogar entre si, e precisam se comunicar e se envolver profundamente para ganhar o jogo e conseguir o que querem sexualmente. É muito charmoso e sensual vê-los cada vez mais confortáveis em pedir o que desejam."

Também há um grupo emergente de cineastas queer e não binários lutando contra a falta de cenas de sexo LGBTQIAP+ saudáveis, que celebram minorias sexuais, em vez de fetichizá-las. Por exemplo, Shine Louise Houston, que trabalhava em um sex shop e notou a falta considerável de pornografia queer oferecida, decidiu cuidar desse problema sozinha. Em seu primeiro filme, *Crash Pad* [Abrigo temporário] (2006), ela contratou Jiz Lee, artista não binária que nunca tinha feito pornô. Ela logo lançou a própria produtora, Pink and White, que se declara "o leito do cinema sexual queer".

Há muitas mudanças positivas acontecendo no mundo do pornô. Contudo, para que essas mudanças possam efetivamente fazer diferença na forma como o conteúdo adulto é consumido, precisamos mudar não só o conteúdo, mas também a forma de falar sobre o tema. Os filmes que Lust, Houston e Bell fazem são geniais (e *muito* sensuais), mas não são gratuitos, além de não serem amplamente conhecidos fora da indústria pornográfica, pelo menos quando comparados ao conteúdo disponível no Pornhub e outros sites semelhantes. Pagar por pornografia deve se tornar a norma, assim como falar sobre o tema. Se eu tivesse crescido com acesso a uma parte sequer do conhecimento sobre pornografia que tenho agora, sei que minhas experiências sexuais não teriam sido tão impactadas como foram. Como disseram Gallop e Witton, o problema não é a pornografia, mas a falta de conversas e educação em torno de tudo ligado a sexo, de masturbação e pelos pubianos ao prazer feminino e à lacuna do orgasmo. Então, vamos conversar. Só assim podemos começar a tirar o pornô das sombras e praticar um sexo de melhor qualidade.

capítulo 8

# CAÇA ÀS BRUXAS

No dia 5 de outubro de 2017, o mundo mudou. Após décadas de cochichos turbulentos, investigações fracassadas e inúmeros acordos de confidencialidade, Harvey Weinstein, um dos produtores mais poderosos de Hollywood, enfim foi exposto como estuprador em série. Da noite para o dia, o homem renomado por produzir filmes como *Pulp Fiction* e *Gênio indomável* se tornou um símbolo de como o poder ilimitado facilita a crueldade ilimitada. O tipo de crueldade que explora vulnerabilidade, destrói carreiras e, em alguns casos, leva pessoas ao suicídio. Ainda assim, demorou quarenta anos até que ele fosse acusado – a primeira alegação de agressão é de 1980. Conforme mais alegações contra Weinstein e outros homens poderosos surgiam, mais as pessoas ficavam devastadas, furiosas e chocadas. Mas também mais fortes.

O movimento #MeToo foi fundado em 2006 pela ativista estadunidense e sobrevivente de violência sexual Tarana Burke, que começou a usar a expressão [que significa "eu também"] como forma de apoiar outras mulheres de minorias raciais que viveram violência sexual. Contudo, o movimento viralizou após as acusações contra

Weinstein, quando a atriz Alyssa Milano convocou mulheres que tinham sofrido assédio ou agressão sexual a postar as palavras "Me Too" no Twitter, para "dar às pessoas uma noção da dimensão do problema". Foi um convite pelo qual muitas tinham esperado a vida toda. Não preciso contar o que aconteceu na sequência.

Conforme as centenas de milhares de histórias de abuso, agressão e assédio inundavam a internet, eu as li, chocada. Muitas das denúncias relatam agressões no ambiente de trabalho, como as denúncias contra Weinstein. Contudo, muitas outras ocorreram em contextos românticos, nos quais os limites entre o que é ou não consensual podem parecer menos nítidos, embora o assédio sexual seja algo bastante claro. Vi, de longe, celebridades, ativistas e atrizes compartilharem suas terríveis experiências. Algumas envolviam estupro, outras, tentativas de estupro. Algumas relatavam as próprias experiências, mas a maioria não. Antes de #MeToo, eu associava a palavra "estupro" a homens desconhecidos que arrastavam mulheres jovens e apavoradas para becos escuros. Essa narrativa estava tão enraizada em mim que, quando li as histórias do #MeToo, não me vi em nenhuma delas. Eu era sortuda, pensei. Ninguém me tocara de forma inadequada, nem fizera nada sem meu consentimento. Eu nunca fora agredida sexualmente, nem nenhuma amiga minha. Que sorte enorme a nossa. Levei dois anos para entender que nada disso era verdade.

Eu me lembro perfeitamente de uma noite de junho de 2019. Um pub em Shepherd's Bush. Cinco porções de peixe e batata frita. Minha amiga, que chamarei de Rosie, mencionou o #MeToo. Ela andava pensando muito no assunto, porque a fizera refletir sobre a noite em que fora estuprada. Era novidade para o restante de nós. Em silêncio, ouvimos Rosie relembrar uma festa de quando tínhamos 16 anos – uma festa na qual eu também estivera. Ela ficou muito bêbada e desmaiou na cama de um amigo nosso. Algumas horas depois, acordou com o peso do corpo dele sobre o dela, o pênis dele dentro dela. *Eu estava no quarto ao lado.* Fizemos as perguntas óbvias. Ela tinha denunciado? Não. Tinha procurado terapia? Sim. A terapia tinha ajudado? Mais ou menos. Lentamente, conforme processamos o que acontecera com Rosie, cada uma de nós começou a abrir suas histórias #MeToo – todas tínhamos uma história a contar, e a maioria de nós tinha mais de uma.

Mesmo depois do #MeToo, a violência sexual continua a ser pouco compreendida. Um relatório da coalizão End Violence Against Women [EVAW, Fim à violência contra mulheres], de dezembro de 2018, descobriu que um terço dos homens acreditava que se uma mulher tivesse flertado com ele em um encontro romântico e então ele forçasse sexo não consensual, não seria considerado estupro. Um quinto das mulheres concordava. A mesma quantidade de homens disse que mulheres não podem mudar de ideia quanto ao consentimento depois do início da atividade sexual. Um terço dos entrevistados disse não considerar estupro pressionar uma mulher a transar, caso não haja violência física. E quase um quarto não acreditava que, na maioria dos casos, sexo sem consentimento em relacionamentos comprometidos é estupro, apesar de leis contra o estupro conjugal existirem no Reino Unido desde 1991.

Eis alguns fatos sobre estupro na Inglaterra e no País de Gales:[42]

- 20% das mulheres e 4% dos homens sofreram algum tipo de agressão sexual a partir dos 16 anos, porcentagem equivalente a 3,4 milhões de mulheres e 631 mil homens.
- Apenas cerca de 15% das pessoas que sofrem violência sexual denunciam à polícia.
- Aproximadamente 90% das pessoas estupradas conheciam o estuprador antes da violência.
- Entre mulheres de 18 a 24 anos, 31% relatam ter sofrido violência sexual na infância.
- A maioria das mulheres no Reino Unido não tem acesso a um centro de apoio a vítimas de estupro.
- Um terço das pessoas acredita que mulheres que flertam são parcialmente responsáveis por serem estupradas.

---

42 As estatísticas foram tiradas da organização Rape Crisis.

- Taxas de condenação por estupro são muito mais baixas do que por outros crimes, e só 5,7% dos casos de estupro denunciados acabam com a condenação do estuprador.

Todas as histórias que minhas amigas e eu compartilhamos se encaixam nessas estatísticas. Nenhuma das experiências incluiu um embate prévio com o estuprador. Nenhuma de nós denunciou. E todas conhecíamos os agressores. Na maioria dos casos, eram nossos amigos.

Eu era a fim do Ben desde os 14 anos. Então, quando, aos 18, acabei abraçadinha com ele em um sofá depois de uma festa, fiquei animadíssima. A gente tinha passado a noite flertando; ele podia me beijar. Mas não beijou. Em vez disso, Ben colou seu corpo ao meu enquanto estávamos deitados no sofá e nos cobriu com uma manta para que os outros 15 jovens adormecidos na sala não vissem o que ele ia fazer. Quando ele enfiou a mão na minha calcinha, soltei um grito de susto. Ninguém nunca tinha feito aquilo comigo. Não gostei, então tentei afastar a mão dele. Ele fez de novo. Tentei outra vez, e a mão voltou. Esse vaivém continuou por vários minutos. Ele cochichou:
— Vamos lá, eu também gosto de você faz séculos.

Fechei os olhos e tentei pensar em outra coisa enquanto ele continuava, lentamente enfiando os dedos em mim. Começou a doer muito. Falei que estava enjoada e, quando Ben finalmente afastou a mão, corri para o banheiro e vomitei. Já estava tarde, e fiquei com medo de Ben ir me procurar. Tranquei a porta, me encolhi no tapete felpudo do banheiro e dormi. No dia seguinte, ele agiu como se nada tivesse acontecido.

Não considerei aquela noite uma agressão. Em vez disso, achei que tinha sido um encontro sexual ruim por culpa da minha falta de experiência. Era minha culpa. Eu tinha dado mole para ele e era ingênua. Eu era *frígida*. A coisa toda fora tão humilhante que eu abafei. Assim como abafei quando, ainda naquele mesmo verão,

CAÇA ÀS BRUXAS

outro garoto fez a mesma coisa. E de novo quando tirei férias com um grupo de amigos em Ibiza e, depois de apagar em um quarto de hotel, acordei e vi que um dos meus amigos havia tirado uma foto com os testículos na minha cara enquanto eu dormia.

Foi só naquele pub em Shepherd's Bush que eu comecei a lembrar essas experiências. Quando compartilhei, achei que minhas amigas fossem rir, como os garotos riram quando perguntei por que tinham tirado aquela merda de foto. Mas não foi o que elas fizeram. Minhas amigas usaram palavras como "agressão" e "abuso", palavras que eu nunca associara àquelas lembranças – e que ainda não sei se me sinto confortável de usar.

Negação é incrivelmente comum entre pessoas que sofreram violência sexual. Há muitos motivos para isso. Vivemos em uma cultura de culpa à vítima, em que sobreviventes de estupro sofrem gaslighting e ouvem perguntas como "Você deixou a bebida exposta?", "O que você estava vestindo?" e "Você usou drogas?". Como se as respostas a essas perguntas justificassem a ação dos estupradores, o que, infelizmente, acontece de fato no tribunal; é notavelmente raro que casos de agressão sexual acabem em condenação. Por exemplo, em um famoso julgamento de estupro na Irlanda em 2018, o advogado de defesa usou o fato de que a mulher estava usando uma calcinha fio dental como "prova" de consentimento. "Vocês precisam ver o que ela estava usando", disse o advogado ao júri. "Ela estava de calcinha fio dental de renda." O homem de 27 anos acusado de estuprar uma menina de 17 foi absolvido da acusação de estupro pouco depois. Infelizmente, a opinião de que sobreviventes de agressão sexual são culpadas pela violência também é comum entre mulheres. Por exemplo, Donna Rotunno, advogada de Harvey Weinstein, que fez a infame declaração ao *New York Times* de que nunca fora estuprada porque "nunca teria se colocado nessa posição". Há ainda a crença de que falsas acusações de estupro são comuns (o que não é verdade).

Para piorar, há a forma equivocada como a violência sexual é tratada pela cultura popular. É usada como recurso para acrescentar drama (*Game of Thrones*), para que o público questione a credibilidade de sobreviventes de estupro (*Liar*), para compor a caracterização de personagens masculinos (também *Game of Thrones*) ou com associação a suicídio (*13 Reasons Why*). Demorou até 2020 para que finalmente houvesse uma representação na tela de estupro que ressoou com os sobreviventes, graças a *I May Destroy You*, de Michaela Cole, cuja experiência pessoal com agressão sexual inspirou a história. O programa foi aclamado como análise de consentimento e das muitas formas em que é, ou não, fornecido. Por exemplo, quando transamos com alguém que passa a nos agredir imediatamente após o início do sexo consentido. Ou quando transamos com alguém e depois descobrimos que a pessoa mentiu sobre a própria sexualidade. Ou quando transamos com dois desconhecidos de uma vez e depois descobrimos que eles já se conheciam. Nenhum desses encontros é completamente consensual. E, apesar de isso ser óbvio para a pessoa que viveu aquilo, nem sempre é óbvio para todo mundo.

Com isso em mente, então talvez não seja de surpreender que eu e minhas amigas tenhamos reprimido nossas histórias #MeToo por anos. Não fomos ensinadas a reconhecê-las como agressão. Fomos condicionadas a diminuí-las e a nos culpar. Não somos as únicas pessoas que fizemos isso, é claro. Postei nas redes sociais um pedido por histórias de pessoas que, como nós, tinham refletido recentemente sobre encontros sexuais anteriores e notado que muitos deles não haviam sido inteiramente consensuais. Eis algumas histórias:

> *Eu tive uma conversa com amigas em que discutimos histórias #MeToo que tinham acontecido com a gente. Eu contei a história de como perdi a virgindade e uma das minhas amigas disse: "Olha, isso é estupro". Eu não tinha visto dessa forma antes. Ela estava certa, e eu sabia, mas nunca senti que podia chamar assim. Como não foi violento e com um desconhecido em um beco escuro, não achei que podia usar essa palavra. Não me parecia uma experiência "grande" o suficiente. Antes do #MeToo, achei que sexo não consensual fosse violento, um ataque "óbvio". Ouvir as outras histórias me fez notar que pode ser muito mais sutil e que eu de fato vivera aquilo.*

*Minha primeira experiência sexual com a qual senti não ter consentido foi com um cara que eu conhecia fazia um tempo e com quem já tinha transado. Eu voltei para a casa dele depois de sair com amigos e transamos, sexo divertido e totalmente consensual, como já tínhamos feito antes. Eu peguei no sono pelada, de bruços. Acordei no meio da noite e ele estava em cima de mim, tentando me penetrar. Eu tinha acabado de acordar, ainda meio atordoada, mas, quando notei o que estava acontecendo, congelei totalmente. Eu sabia que queria que ele parasse, mas não consegui falar, então fiquei ali parada. Ele estava com dificuldade de me penetrar, então, depois de um tempinho, mandei ele parar, falei que estava com muito sono para transar, mas ele insistiu com "tá tudo bem, gata". Eu virei de barriga para cima e ele transou comigo. De manhã, estava enjoada. A gente tinha transado antes e tinha sido ótimo, mas não consegui entender como ele poderia querer transar comigo enquanto eu estava obviamente dormindo, praticamente inconsciente. Senti que não tinha respeito por mim como pessoa e que eu estava na cama dele unicamente para sexo. Eu me senti fraca por deixar ele transar comigo depois de dizer "não", mas pareceu mais fácil deixar ele seguir em frente. Decidi que não contaria aos meus amigos o que acontecera porque eu sabia que me diriam que eu deveria ter sido mais enérgica no "não", mas na hora isso não me pareceu tão fácil.*

*Quando eu tinha 15 anos, decidi beber com uns amigos. Um garoto da escola ia fazer uma fogueira, e eu decidi ir junto com duas amigas. Quando chegamos à fogueira havia cinco garotos lá, um dos quais se chamava Joseph. Começamos a beber, e Joseph ficou insistindo para eu beber mais, me oferecendo cerveja e dizendo "vira comigo". Ele não parava de se desculpar com uma das garotas que foi comigo à festa pelo que "tinha feito da outra vez", o que, na hora, não fez sentido para mim (até mais tarde, quando voltamos para casa e ela explicou que ele era "cheio de toques" e "esquisito" com garotas bêbadas). Joseph tentou encorajar todo mundo a tirar a roupa e mergulhar na piscina, o que fizeram. Um dos garotos na festa não me deixou entrar, porque eu obviamente estava bêbada demais, motivo pelo qual me sinto grata. Quando todo mundo voltou, notei que Joseph ficava tentando me "ajudar". Os garotos da festa ficavam mandando ele se afastar de mim, o que me confundiu mais do que qualquer coisa. Ele estava mexendo muito em mim, mas eu achava que era só coisa de gente bêbada. Eu fui deitar e Joseph me seguiu. Imediatamente os garotos gritaram com ele de novo, mandando ele me deixar em paz para dormir. Relutante, ele foi embora, dizendo "cara, eu só queria ajudar". Continuei confusa, mas bêbada e cansada demais para me importar. Peguei no sono. Não sei quanto tempo se passou, mas, quando acordei, imediatamente notei que Joseph estava deitado do meu lado. Ele estava com a mão na minha vagina. Ninguém notou o que estava acontecendo porque eu estava coberta por uma manta. Eu me levantei. Não sei o quanto ele me tocou. Faz quatro anos. Levei um ano para processar totalmente o fato de que fui agredida, e ainda mais para falar sobre isso, com medo de, por causa do tempo que levei para processar, ninguém acreditar em mim. Quando fui embora da festa, me senti uma piranha. Eu tinha namorado na época e, apesar de eu saber que não havia consentido o toque de Joseph, senti que, de alguma forma, eu tinha traído meu parceiro. Eu sabia que o que tinha acontecido era sério, mas não achei que fosse "sério" o bastante para contar como agressão sexual, então me culpei. Muitas vítimas são incapazes de reconhecer o que aconteceu como agressão ou estupro por muito tempo. Todo mundo processa trauma de jeitos diferentes, e a experiência de ninguém deve ser invalidada por isso.*

*O assustador é que várias das minhas experiências sexuais não foram consensuais. Um cara com quem eu estava saindo, de quem eu gostava bastante, me pressionou a transar no chuveiro. Quando falei que não queria, saí e deitei na cama, ele chegou por trás de mim e me penetrou à força. Eu congelei. A gente nem sempre faz ou fala algo por causa do choque, mas quem nunca esteve nessa posição às vezes nos questiona por isso. Outro namorado me forçou duas vezes no relacionamento, quando estava bêbado. Ele era abusivo e controlador e falava constantemente sobre me estuprar. Diferentemente do primeiro caso, este segundo eu denunciei quando acabei o relacionamento, mas a polícia questionou o motivo de eu não ter denunciado antes e me falou que estupros conjugais não costumam ir a julgamento, pois quase nunca têm evidência forense, testemunhas ou gravação. Além disso, o pai do meu ex passou a mão na minha vulva por cima da roupa uma vez, quando eu estava chateada com uma coisa e pedi um abraço. De novo, eu congelei. É assustador pensar em quantos homens se safam de uma agressão sexual porque mulheres temem não serem ouvidas ao denunciar. O sistema é perigosamente falho.*

Quando o músico e ator Jordan Stephens participou do podcast comigo, ele se abriu sobre como o #MeToo o obrigou a examinar seus comportamentos passados com mulheres. "Eu era ótimo em apontar o dedo", disse o cantor da banda Rizzle Kicks. "Eu não olhava necessariamente para meus próprios padrões." Como eu mencionei no primeiro capítulo, Stephens explicou que, apesar de nunca ter abusado fisicamente de ninguém, reconheceu "um paralelo em escala menor", citando controle coercitivo e negligência emocional. "Não estive no lado mais extremo", acrescentou ele. "Acho que é a energia por trás disso, ou, digamos, a dor reprimida ou as feridas que levam a esse tipo de comportamento, eu definitivamente tenho minha própria versão disso. Minhas ações como resultado dessa ferida são, acho, algo que eu tenho querido mudar."

O que me marcou nos comentários de Stephens foi o fato de, apesar de ter assumido os próprios erros, ele ter imediatamente se separado daqueles "no lado mais extremo" – os Weinsteins do mundo. Entendo por que ele fez isso, mas, ao fazer uma distinção explícita, Stephens destacou uma das controvérsias centrais do movimento #MeToo: que há um espectro de violência sexual que pode diminuir certas experiências e exagerar outras.

Isso me traz de volta a Weinstein. Eu fiquei fascinada pela cobertura midiática das alegações contra ele. Não só pelo volume de acusações e pelo tempo que aquilo durou, mas porque fiquei chocada com a demora para que essas acusações fossem noticiadas. Agora se sabe que muitas pessoas na indústria cinematográfica já tinham ouvido rumores sobre a conduta de Weinstein – se não sobre as alegações de agressão e assédio, pelo menos sobre como ele humilhava e importunava a equipe. Ainda assim, tudo foi aceito por anos, a ponto de o comportamento horrendo de Weinstein ser constantemente usado como piada. Em 2005, por exemplo, perguntaram a Courtney Love em um tapete vermelho se ela tinha algum conselho para aspirantes a atrizes. "Vão me processar se eu disser", respondeu ela, com um sorriso amarelo, antes de completar: "Se Harvey Weinstein te convidar para uma festinha particular no hotel, não vá". O repórter riu.

Ao apresentar a categoria de melhor atriz coadjuvante no Oscar de 2013, Seth MacFarlane falou às candidatas: "Parabéns, vocês não precisam mais fingir sentir atração por Harvey Weinstein". Mais uma vez, o público caiu na gargalhada. Só depois do #MeToo o comediante explicou que a piada foi uma forma de se manifestar contra Weinstein após uma amiga, a atriz Jessica Barth, contar a ele sobre a experiência que tivera com o produtor em 2011. Como relatado pelo artigo de Ronan Farrow na *New Yorker*, Weinstein supostamente convidou Barth para uma reunião em seu quarto de hotel, onde ela encontrou champanhe e sushi. Ela alegou que o produtor pediu que ela o massageasse nu. O fato de MacFarlane saber dessa história e fazer uma piada sobre Weinstein não enfrentar consequências por suas supostas ações prova como essa cultura de abuso se tornara institucionalizada.

Então, sim: Weinstein é um caso extremo. Não só por ele ter agredido sexualmente tantas mulheres. Ele um dia foi o homem mais poderoso de Hollywood. Algumas das mulheres que o denunciaram são estrelas do cinema – Gwyneth Paltrow, Cara Delevingne, Angelina Jolie –, e os acordos que os advogados dele fizeram para silenciar as acusadoras chegaram a centenas de milhares de dólares. Depois da história sobre Weinstein ser noticiada, uma série de outros casos igualmente "extremos" se seguiram. Por exemplo, o do âncora da NBC Matt Lauer, acusado de assédio e agressão sexual por várias colegas mulheres. E o do comediante estadunidense Louis C. K., acusado de comportamentos sexualmente inadequados por cinco mulheres que detalharam as alegações em uma matéria do *New York Times* um mês após as denúncias contra Weinstein. Além disso, houve o caso de Kevin Spacey, acusado de, quando tinha 26 anos, abordar sexualmente o ator Anthony Rapp, que tinha 14 anos na época. Muitos outros casos se seguiram, e, em outubro de 2018, o *New York Times* publicou uma lista de 201 "homens poderosos" derrubados pelo #MeToo. Incluía CEOs, senadores, produtores, diretores… foi um verdadeiro acerto de contas.

Apesar de milhões de sobreviventes de violência sexual compartilharem suas histórias nas redes sociais, aquelas envolvendo pessoas com perfil de alto escalão eram as que atraíam mais manchetes. Por isso, a não ser que fôssemos ler as respostas ao tweet de Alyssa Milano, a maioria das histórias #MeToo que leríamos teriam sido aquelas "no lado mais extremo". Isso é um problema, pois remove a complexidade das discussões sobre agressão sexual.

Quando entrevistei Rowena Chiu, uma sobrevivente do caso Weinstein, para o *Independent*, ela disse que o problema de como falamos sobre os casos #MeToo agora é que "há uma tendência de vilanizar o agressor". "Ouvimos falar desses homens poderosos e cruéis que prendem belas jovens à cama. Parece uma história da Disney, com mocinhos e bandidos. Não falamos que alguém como Harvey pode ser muito charmoso, ou que todo mundo em Hollywood queria trabalhar para ele. Não há espaço para nuance. Então os agressores se tornam caricaturas, e as pessoas ignoram o perigo mais dominante de homens e mulheres comuns que abusam das pessoas sob seu poder. É Joe, na sala do conselho corporativo, que passa a mão debaixo da saia de uma colega, ou Martin, que faz um comentário inadequado em uma reunião. Tudo isso é agressão e assédio. Mas o que quero dizer é que esses caras pensam 'Eu não sou como Harvey Weinstein, não sou como Roger Ailes, não sou como Bill Cosby, então o movimento #MeToo não se aplica a mim'."

Esse tipo de pensamento justifica os agressores – agressores que podem ter assediado ou atacado mulheres, mas que não se veem como culpados porque as histórias que se contam sobre Weinstein e seus semelhantes parecem diferentes demais das próprias histórias para que eles se enxerguem como parte do problema. A questão vai além. Porque essa forma de pensar também desencoraja vítimas a se enxergarem como tais. Quando pessoas como eu e minhas amigas veem mulheres como Chiu denunciando Weinstein, com histórias sobre champanhe, estreias no cinema e grandes produtores de Hollywood, pensamos: "Ah, mas o que aconteceu comigo não foi nada disso". E abafamos nossas próprias histórias #MeToo nos cantinhos mais escuros da nossa memória, até esquecermos que aconteceram. Como eu disse, levei dois anos para notar que minhas experiências eram parte da conversa sobre #MeToo, porque, quando o movimento começou, eu não achei que tinha o direito de levantar a mão e dizer: "Eu também".

É importante reconhecer que é um privilégio dizer "eu também". Ao longo dos anos, o movimento foi criticado por ser dominado pela voz de mulheres brancas. Um artigo publicado no *Medium* em dezembro de 2018 por Thalia Charles lembrou leitores que o #MeToo de Burke começou como forma de apoiar mulheres de minorias raciais que sobreviveram à violência sexual. "O Me Too dela era um esforço de deixar essas jovens mulheres de minorias raciais, muitas vezes de comunidades fraturadas e de baixa renda, saberem não só que não eram culpadas por serem vítimas, mas também que não estavam sozinhas", escreveu Charles. Ela apontou que muitas das vozes mais ouvidas no movimento #MeToo eram de mulheres cis e brancas, e mencionou Milano e as sobreviventes de Weinstein, como Rose McGowan, Asia Argento e Ashley Judd, cujas histórias #MeToo dominaram as manchetes. É por isso que certas pessoas, incluindo Charles, argumentaram que o #MeToo "perpetuava a ideia das vítimas como mulheres brancas". Como Charles descreveu: "Quando jovens de minorias raciais dizem que foram estupradas ou agredidas sexualmente, não recebem acolhimento. Em vez disso, são caladas com palavras de desprezo, dúvida e ataques físicos ou psicológicos. E então quem será a porta-voz das mulheres de minorias raciais? A feminista branca que as coloca à margem do movimento que elas mesmas fundaram?". O sucesso futuro do #MeToo, ela concluiu, "será medido pela disponibilidade das pessoas de expandir suas definições e perspectivas".

Só precisamos olhar para as estatísticas sobre violência sexual para entender a necessidade de expandir a lente pela qual vemos o movimento #MeToo. Violência sexual tem um impacto desproporcional quando se trata de mulheres de minorias raciais, mulheres PCD e pessoas LGBTQIAP+. De acordo com a organização estadunidense National Center on Violence Against Women in the Black Community [Centro Nacional sobre a Violência Contra Mulheres na Comunidade Negra], uma em cada cinco mulheres negras é sobrevivente de estupro e 35% das mulheres negras passam por alguma forma de violência sexual física ao longo da vida. Enquanto isso, a Transgender Survey de 2015, que foca em transexuais dos Estados Unidos, descobriu que 47% das pessoas trans são sexualmente agredidas em algum momento da vida, e que 44% das mulheres lésbicas e 61% das bissexuais sofrem estupro, violência física ou perseguição de pessoas com quem se relacionam intimamente, em comparação com 35% das mulheres heterossexuais. Entre pessoas de minorias raciais, indígenas (65%), multirraciais (59%), do Oriente Médio (58%) e negras (53%) que responderam à Transgender Survey de 2015 tinham maior probabilidade de serem agredidas sexualmente durante a vida.

É crucial ter isso em mente quando falamos do #MeToo, porque é muito mais fácil para algumas pessoas – mulheres como eu – se manifestarem do que para outras. É por causa disso, eu suspeito, que existem tantas sobreviventes cujas histórias nunca ouviremos, inclusive vítimas de Weinstein. Como Chiu me disse na entrevista: "As sobreviventes de Harvey cujas histórias conhecemos são só a ponta do iceberg. Eu sei de várias que não denunciaram publicamente e provavelmente nunca o farão".

Não demorou para começar a reação contrária ao #MeToo. Em janeiro de 2018 – apenas três meses após as notícias sobre Weinstein saírem na mídia –, a pergunta "Será que o #MeToo foi longe demais?" estava correndo solta em talk shows e mesas de jantar. "Homens apenas não sabem mais como dar em cima de mulheres" era um argumento comum, assim como acusações de que #MeToo se tornara uma "caça às bruxas" de homens. Em 11 de janeiro do mesmo ano, um grupo de 100 mulheres francesas, incluindo a atriz Catherine Deneuve, assinou uma carta aberta criticando o movimento e defendendo o direito de homens darem em cima de mulheres. Elas acusaram #MeToo de alimentar um "ódio por homens e sexualidade" e disseram que a "liberdade de importunar" mulheres é "indispensável para a liberdade sexual", algo que muitas pessoas, inclusive eu, ficaram sem entender, visto que a palavra "importunar" é sinônimo de assediar. Essas mulheres argumentaram que o #MeToo dava a entender que mulheres não podiam se defender de estupradores. Isso, elas diziam, era uma ofensa à resiliência e à autonomia feminina, apesar do fato de se basear na percepção estereotipada de estupro defendida pela advogada de Weinstein, isto é, que é simples evitar desde que a gente se esforce.

É claro que comparar flerte com violência sexual é perigoso. Contudo, literalmente *ninguém* que sofreu violência sexual, ou que tem um mínimo entendimento do assunto, faz isso. Os comentários dessa carta recordam outra época, quando assédio era tão introjetado que não só era tolerado, como era quase acolhido e enxergado como lisonjeiro. Mulheres eram condicionadas a ver "importunação" como parte da sedução. Não vivemos mais nesse mundo – graças a Deus –, e indivíduos devem saber discernir flerte de assédio sexual. Não é tão difícil, basta ler sinais verbais e não verbais. Contudo, se as pessoas não conseguem discernir, é apenas mais um motivo para precisarmos do movimento #MeToo. Muitos comentários equivocados foram feitos por homens públicos sobre o tema. Como o ator Taron Egerton, que disse que, após o #MeToo, certamente "evitaria ficar sozinho com certas pessoas". Por qual motivo, Taron? Para o caso de você acidentalmente estuprá-las? Ou considere Henry Cavill, que disse que "há algo de maravilhoso em um homem ir atrás de uma mulher", e piorou ao lamentar "certas regras" que dificultam a prática: "Aí, vira tipo 'Bom, melhor não falar com ela, podem me chamar de estuprador ou algo do tipo'".

Comentários dessa espécie não são só absurdos; são incrivelmente perigosos, porque potencializam todos os mitos nocivos da cultura do estupro, mitos que diminuem sobreviventes e absolvem agressores de culpa e responsabilidade. Com o passar dos meses, esses comentários continuaram a ganhar força; em novembro de 2018, a própria Burke admitiu que o movimento #MeToo se tornara "irreconhecível": "De repente, um movimento focado nas sobreviventes de violência sexual está sendo visto como um complô vingativo contra homens", disse ao público em uma TED Talk. "É um movimento sobre uma garota em quatro e um garoto em seis que são abusados sexualmente por ano e carregam essas dores até a vida adulta", disse ela. "É questão do poder profundo da empatia e dos milhões de pessoas que ergueram as mãos um ano atrás para dizer 'eu também', e ainda estão com as mãos erguidas." Ainda assim, chegamos a um lugar em que, como Burke disse, vítimas de agressão sexual são "ouvidas e depois difamadas", fazendo o #MeToo parecer mais um momento do que um movimento.

Qual é o impacto disso tudo no sexo e nos relacionamentos? Para responder a essa pergunta, precisamos considerar duas histórias virais que emergiram no rastro do #MeToo, e como foram recebidas. Escrito por Kristen Roupenian, "Cat Person" foi o conto acompanhado da grotesca foto, um close de um beijo, que encheu meus feeds do Twitter e do Instagram quando publicada na *New Yorker* em dezembro de 2017. Narra a história de Margot, uma estudante de 20 anos que trabalha em um cinema, e Robert, um homem de 34 anos que pode ou não ter gatos. Depois de um clima inicial e algumas mensagens brincalhonas, eles saem em um encontro que acaba em certo constrangimento:

Margot decide que não quer transar com Robert, mas transa mesmo assim, por medo de ser vista como "mimada e caprichosa". Depois ela termina a relação, o que o leva a mandar uma sequência de mensagens, bêbado, que culminam com ele xingando-a de puta.

A história foi elogiada por capturar as complexidades de desejo e repulsa, e como a luxúria pode fundir essas duas emoções. Contudo, também destacou como a fragilidade do ego masculino pode afetar mulheres na cama. Quando Margot e Robert estão prestes a transar, ela começa a mudar de ideia. Entretanto, ela transa com ele mesmo assim, porque sente que seria falta de educação rejeitá-lo. Roupenian escreve:

> Vendo-o assim, curvado e sem jeito, a barriga redonda, mole e coberta de pelos, Margot recuou. Mas, ao pôr na balança o que seria necessário para interromper o que ela iniciara, se deu conta de que era um fardo pesado demais; exigiria uma quantidade de tato e gentileza que ela julgou impossível. Seu temor não era ser forçada por ele a fazer algo contra a vontade, mas sim parecer mimada e caprichosa ao insistir que eles parassem ali, depois de tudo que ela fizera para avançar, como se tivesse pedido um prato em um restaurante mas mudasse de ideia quando a comida chegasse à mesa.

Mulheres amaram "Cat Person". Tocou em um ponto que elas sentiam nunca antes ter sido roçado. Havia algo de especial na forma como Margot ricocheteava entre o desejo adolescente e o medo – em certo momento, quando sozinha com Robert, ela se pergunta se ele a mataria, relembrando a famosa citação de Margaret Atwood: "Homens têm medo de que mulheres riam deles. Mulheres têm medo de que homens as matem". A história também assinalou as muitas expectativas que projetamos nas pessoas de quem gostamos, fazendo com que muitas vezes elas nos decepcionem. Em "Cat Person", vimos isso nas referências frequentes à "barriga peluda" de Robert, algo que Margot não imaginara ao fantasiar sobre ele.

Contudo, os homens não amaram "Cat Person". Na verdade, eles odiaram tanto que a conta @MenReactToCatPerson foi criada no Twitter para compilar pensamentos dos afrontados, que se dirigiam aos personagens do conto como se fossem pessoas reais. Eis algumas das principais reclamações:

> *Ela transou com ele sob pretextos falsos.*

> *Margot parece uma sociopata limítrofe que só se preocupa com como as pessoas a veem e se importa pouco com o efeito das próprias ações nos outros.*

> *Garota egoísta e cheia de julgamentos pega um cara que não acha fisicamente atraente. Eles transam antes de estabelecer conexão emocional. Sem surpresa, o ato sem paixão é triste e deprimente.*

"Cat Person" não era um conto sobre violência sexual. Contudo, acrescentou peso à conversa sobre #MeToo por ser sobre sexo ruim, o tipo de sexo que mulheres passaram anos simplesmente aceitando e deixando rolar. Robert não leu os sinais não verbais de Margot. Se ele tivesse perguntado, a qualquer momento, se ela estava gostando, do que ela gostava, ou se ela estava confortável, as coisas poderiam ter sido diferentes. Em vez disso, ele a joga de um lado para o outro como uma "boneca", não se preocupa em saber se ela gozou ou não e, quando ele mesmo goza, cai em cima dela "como uma árvore caindo". O conto ilustrou como mulheres heterossexuais foram ensinadas a esperar pouco das experiências sexuais com homens. Como Gina Martin disse no podcast: "Nos preocupamos com coisas demais e temos um critério baixo demais para o que esperamos no quarto", porque há "coisas demais que vêm antes do nosso prazer".

Entretanto, o fato de "Cat Person" ser incluído na conversa sobre #MeToo causou irritação. Era inevitável, especialmente considerando que o conto foi publicado dois meses após o início do movimento. Muita gente teve dificuldade de identificar em que espaço na conversa sobre #MeToo o conto cabia, pois não havia assédio no trabalho, violência física, nem óbvio abuso de poder. Como, então, poderia ser mencionado na mesma frase de uma história sobre uma sobrevivente de Weinstein?

A questão é que, apesar de o sexo entre Margot e Robert ser consensual, é também indesejado. Apesar de, claro, ser uma experiência menos dolorosa do que um estupro, ater-se a essa comparação foge totalmente à compreensão do movimento #MeToo. Robert não estupra Margot, então tudo bem ela se sentir obrigada a continuar transando, ainda que não queira? Robert não é chefe de Margot, nem um produtor poderoso, mas isso significa que ele não tem poder nenhum sobre ela, considerando a diferença de idade e de força física?

Quando entrevistei Roupenian para o *Independent*, ela me disse que o conto foi "impulsionado pelo #MeToo". "Mas não era como se nada tivesse mudado", disse ela. "As pessoas olhavam ao redor e pensavam 'Meu Deus, as coisas estão ruins faz muito tempo', e procuravam uma oportunidade de falar sobre as situações desconfortáveis que antes sentiam que não podiam."

Houve outra história que tocou em temas semelhantes aos de "Cat Person" e iniciou conversas igualmente desconfortáveis – porém, neste caso não era ficção. No dia 13 de janeiro de 2018, um site chamado Babe.com publicou um artigo sobre uma mulher anônima, "Grace", que saíra uma vez com o comediante Aziz Ansari em setembro de 2017. Diferentemente de outras histórias #MeToo, esse caso não tratava de assédio ou abuso no trabalho. Não envolvia um padrão de mulheres compartilhando histórias sobre um único homem. Era a história de uma só mulher que saiu para jantar com um comediante famoso que tinha conhecido em uma festa.

A história detalhava como Ansari e Grace foram jantar, momento em que ele supostamente a incentivou a beber vinho, e depois foram ao apartamento dele, onde ele começou a fazer investidas sexuais. Grace estava hesitante, mas contou que, mesmo depois de dizer a Ansari que "não queria se sentir forçada", ele persistiu nas investidas e, em certo momento, "se recostou, apontou para o pênis e fez sinal para eu pagar um boquete". Assim como "Cat Person", essa história viralizou. Ansari em seguida fez uma declaração insistindo que o que aconteceu entre ele e Grace foi consensual. "É verdade que tudo me pareceu tranquilo, então, quando soube que não era o caso para ela, fiquei surpreso e preocupado", disse ele. A identidade verdadeira de Grace nunca foi revelada.

Essa história é mais complexa de digerir do que "Cat Person", não só por não ser fictícia. Para começar, ela parecia ter sido mal editada, já que Babe a publicou menos de uma semana após abordar e conversar com Grace, sem tentativa aparente de estabelecer um padrão de comportamento de Ansari, como feito por outras notícias do movimento #MeToo. Além disso, muitas pessoas duvidaram da credibilidade de Grace, visto que Ansari entende muito bem as nuances dos relacionamentos modernos e o desequilíbrio de poder entre homens e mulheres – afinal, ele escreveu um livro sobre o assunto. Além disso, Ansari também já abordou essas questões em seu trabalho de comédia, usando uma apresentação de 2016 para pedir ao público que levantasse as mãos se já tivesse encontrado homens "inconvenientes". "É gente demais", disse ele, quando muitas mulheres ergueram as mãos. É claro que nada disso significa que Ansari seja incapaz de condutas sexualmente inadequadas, mas bastou para que a história de Grace fosse uma das mais controversas a emergir no movimento #MeToo.

Em um artigo no *Washington Post*, o escritor Sonny Bunch argumentou que a matéria era "um presente para todos que querem descarrilhar o #MeToo" e acrescentou que, "como quer que Grace pense agora sobre o encontro, o que aconteceu não é agressão sexual, nem se aproxima disso, de acordo com qualquer padrão jurídico ou do bom senso". Entretanto, Bari Weiss, colunista de opinião do *New York Times*, zombou da história de Grace por ser, segundo ela, "uma insidiosa tentativa de criminalizar um sexo desajeitado, repulsivo e autoindulgente", e Caitlin Flanagan, do *Atlantic*, argumentou que Babe e Grace "destruíram um homem que não merecia isso" ao publicar "3 mil palavras de pornografia de vingança".

O problema disso tudo é que, ao questionar o direito de uma mulher de levantar a mão e dizer "eu também", o movimento inteiro é enfraquecido. Esses comentários tiram o direito de Grace contar sua história. Dão a entender que ela não tem direito de se sentir violada pelo que aconteceu com ela. Não conheço nenhum desses escritores, nem sei se já viveram alguma forma de violência sexual. O que sei é que, se a história de Grace tivesse acontecido comigo, eu seria igualmente crítica se me silenciasse a respeito. Não estou dizendo que todos devemos falar das experiências que achamos violentas – alguns sobreviventes podem nunca se sentir prontos para se manifestar sobre o que aconteceu, por medo de reviver o trauma –, mas que eu sentiria raiva por não me permitir me sentir violada. Assim como agora sinto raiva por não ter me permitido me sentir violada quando aquele cara botou o saco na minha cara enquanto eu dormia.

"Acho que pode ser perigoso só considerarmos os casos mais graves quando discutimos assédio, violência e agressão sexual", disse Martin, que conduziu a campanha de sucesso para tornar ilegal na Inglaterra a prática de upskirting [tirar fotos por baixo das saias de mulheres desavisadas] em agosto de 2019. "Temos que discutir as situações com mais nuance, porque formam o panorama de uma cultura em que mulheres não sentem que podem ter poder de ação no sexo, nos relacionamentos e em relação ao próprio corpo." Martin argumentou que, apesar de histórias como a de "Cat Person" e a de Grace serem, obviamente, diferentes de agressão e assédio sexual violentos, são parte da mesma cultura. "Uma cultura que permite que aqueles que querem se aproveitar violentamente de mulheres o façam com mais facilidade. Quando lentamente começamos a remover o poder de ação e a autonomia das mulheres quanto ao próprio corpo e à sua sexualidade, criamos uma cultura em que homens agressores se sentem justificados e prosperam."

Dito isso, Martin me disse que não consideraria sua experiência com upskirting como parte do #MeToo. "Acho redutivo usar #MeToo como guarda-chuva geral para todas essas histórias. Eu diria que, quando #MeToo explodiu – seis meses depois que eu começar a minha campanha para tornar o upskirting ilegal –, foi muito útil, pois iluminou um enorme problema e deu contexto para minha luta. Eu descreveria #MeToo como um movimento global que agiu como ponto de virada para conversas sobre agressão sexual, não como um nome para milhões de situações diferentes."

Parte da razão para o #MeToo se tornar um movimento global foram as redes sociais, que recompensam opiniões dualistas e não comportam a nuance. Como consequência, o #MeToo se tornou, de certa forma, menos sobre abordar a cultura de violência e assédio sexual, e mais sobre uma forma de decidir quem merece ou não ser parte do movimento, e por isso talvez seja a hora de nos afastarmos do termo de forma geral. Sim, sobreviventes de violência sexual devem continuar a se pronunciar se sentem que podem fazê-lo. Contudo, temos que abrir espaço para *todas* as conversas e dar a *todo mundo* a oportunidade de se fazer ouvir, especialmente a quem tem histórias complexas, como as de Grace. Se as pessoas não virem essas histórias como parte do movimento #MeToo, então, sim, é hora de ir além. Porque só entendendo uma gama ampla de experiências poderemos chegar perto de compreender, como sociedade, que comportamentos sexualmente inadequados raramente são preto no branco. Acontecem quase sempre em uma zona cinzenta, e não há nada que possamos fazer para mudar esse fato. O que podemos fazer, contudo, é continuar a ouvir quem tem algo a dizer.

capítulo 9

# A QUESTÃO DA CONTRACEPÇÃO

Contracepção é uma das piores coisas de ser mulher. Eu não sabia muito do assunto quando era mais nova. Conhecia camisinha (use sempre) e tinha ouvido falar da pílula (engorda, mas deixa a pele brilhando), e só. Isso era em parte por ingenuidade, em parte porque eu não transava na adolescência. E por que me incomodar com contracepção se não vou transar? Então não me preocupei, até porque não sabia que homens achavam camisinhas desconfortáveis. Nem que às vezes tiravam a camisinha sem a mulher perceber. Nem que a pílula do dia seguinte não tem eficácia de 100%, mesmo se for a mais cara, tomada 20 minutos depois do sexo sem proteção. Foi assim que acabei vendo TV Senado na sala de espera de uma clínica de aborto, tendo um ataque de pânico enquanto Theresa May discutia com Jeremy Corbyn sobre o mercado imobiliário.

Métodos contraceptivos evoluíram muito nos últimos anos. A história é bem fascinante. Por exemplo, você sabia que mulheres inseriam ácidos e geleias de fruta na vagina para tentar impedir a gravidez? Ou que mulheres no Egito antigo usavam – prepare-se

AMOR NA ERA DOS MILLENNIALS

– fezes de crocodilo? É, juro. Elas misturavam as fezes com leite azedo para formar uma pasta e inseriam na vagina. A ideia era que inserir coisas ácidas criava um ambiente hostil *lá dentro*, no qual o esperma não sobrevivia. Duchas íntimas também faziam sucesso, pelo menos entre mulheres romanas. Elas lavavam a vagina antes e depois do sexo com produtos como suco de limão, água marinha ou vinagre, na esperança de matar os espermatozoides.

Quanto a camisinhas, bom, dizem que o pessoal tarado do Egito antigo usava sacos de linho, não para impedir gravidez, mas para se proteger de doenças tropicais durante o sexo. Já os romanos confeccionavam camisinhas feitas com intestinos de animais, uma técnica que continuou sendo usada até o século XVIII. Só em 1843 surgiram as camisinhas de borracha. Nos anos 1930, a borracha foi substituída pelo látex – formado quando a borracha é dispersada na água – e, em 1997, a primeira camisinha de poliuretano foi lançada no Reino Unido. Foi a descoberta da aids nos anos 1980 que levou à popularidade de camisinhas como método contraceptivo e de prevenção de infecções sexualmente transmissíveis.

O restante dos métodos contraceptivos mais complexos – sobre quais falaremos mais adiante – foi desenvolvido, em sua maioria, no século XX. A grande virada, contudo, foi a pílula. Apesar de métodos contraceptivos orais existirem havia 2 mil anos – quando se consumia de tudo, de galhos de salgueiro a abelhas –, a pílula mudou tudo. Trazida para o Reino Unido em 1961, ela foi o catalisador da grande revolução sexual do século XX. Na época, era principalmente indicada para mulheres mais maduras que não queriam mais filhos (o governo não queria passar a impressão de promover promiscuidade). Até que, em 1974, clínicas de planejamento familiar tiveram permissão de oferecer a pílula para mulheres solteiras. Assim, finalmente, mulheres tiveram a liberdade de copular à vontade – talvez seja por isso que uma propaganda de uma das primeiras marcas de pílula contivesse a deusa grega Andrômeda, que, como todas as mulheres britânicas, fora liberada de repente das amarras sociais.

A QUESTÃO DA CONTRACEPÇÃO

Hoje, há tantos métodos contraceptivos diferentes que é difícil acompanhar. No Reino Unido, são 15 métodos oferecidos para mulheres e outras pessoas que menstruam. Além disso, cada tipo tem inúmeras variedades. Considere a pílula, por exemplo. Há pílulas para tomar por 21 dias, com um intervalo de sete dias, e pílulas de uso contínuo. Há pílulas com estrogênio e progesterona e pílulas só de progesterona. Há pílulas que podem dar acne, e outras que podem dar dor de cabeça. E há pílulas que podem dar outras coisas, como transtornos mentais.

Recentemente, evidências crescentes encontraram conexão entre a pílula e a depressão. O sistema público de saúde britânico ainda hesita em confirmar essas conexões e só declara que a correlação é "possível", mas que ainda há necessidade de mais pesquisas que confirmem a hipótese. A jornalista Vicky Spratt já escreveu muito sobre suas experiências com pílula e problemas de saúde mental e explorou o tema em profundidade em um documentário da BBC Two de 2018. Quando começou a tomar a pílula, aos 14 anos, Spratt passou a sofrer depressão e ataques de pânico. "Lembro que pensei: 'Se o resto da minha vida vai ser assim, não quero viver'", explicou no documentário. Médicos receitaram antidepressivos e a encaminharam para terapia cognitiva-comportamental, mas nenhum médico, nem psicólogo, conectou a deterioração de sua saúde mental à pílula anticoncepcional. Depois de esbarrar em alguns artigos que associavam pílula e depressão, Spratt interrompeu o uso. Ela melhorou "em semanas".

Minha amiga Lulu teve uma experiência semelhante quando tomou a pílula só de progesterona. "Me afetou muito, mentalmente. Eu passava o dia chorando na frente do espelho", lembrou ela. "Eu também tratava meu namorado muito mal. Quase terminamos por causa disso, aí notei que a pílula podia ser responsável pela minha mudança de comportamento e parei de tomar. E virei outra pessoa imediatamente. Foi muito estranho."

No podcast, conversei com a podcaster Oenone Forbat sobre os muitos efeitos colaterais do anticoncepcional que mulheres enfrentam. Ela acredita ter sofrido uma depressão branda após um término por conta da pílula. "Nunca tive depressão, nem esse diagnóstico, mas em certos momentos senti um humor deprimido e emoções amortecidas", explicou ela. "E eu não senti nada disso desde que parei de tomar a pílula. É difícil porque conversei com médicos que dizem que não tem correlação, mas é muito difícil acreditar, porque conheço muita gente que teve experiências semelhantes."

Quero destacar aqui como essas experiências são comuns, e não só no caso da pílula e do impacto mental nas pessoas. Todo o banquete de anticoncepcionais – implantes, DIU, injeções e afins – pode ter grande impacto físico e emocional para muitas pessoas. Pedi relatos nas redes sociais, e eis alguns deles:

> *O implante me deixou doida. Joguei um prato na parede de tanta raiva que senti do meu parceiro. Parei de usar e desde então não fiz mais nada parecido.*

> *A pílula me dava enjoo intenso e palpitações cardíacas. Assim que parei de tomar, os sintomas sumiram.*

> *Precisei tirar o DIU de cobre porque estava afinando meu cabelo devido à "toxicidade do cobre", e eu nem sabia que isso existia. Meu ginecologista também parecia não saber.*

> *Botei um DIU hormonal que caiu parcialmente quando eu estava tomando banho. Tive que ir remover direito na clínica ginecológica e foi muito dolorido.*

> *Depois que tive meu primeiro filho, coloquei um DIU hormonal. Algumas semanas depois, fui fazer um papanicolau e não encontraram o DIU. Tinha sumido dentro de mim. Ninguém encontrava. Dois anos*

## A QUESTÃO DA CONTRACEPÇÃO

*depois, tive que fazer uma cirurgia para removê-lo. Aconteceu que o DIU tinha ido até meu intestino grosso e ficado preso lá. O médico explicou que, depois de ter filhos, meu útero estava muito flácido, mole demais para sustentar um DIU. Eu queria que alguém tivesse me contado isso na clínica ginecológica.*

*Perdi quase 12 quilos ao longo de seis meses depois de implantar o DIU hormonal. Também tive acne e comecei a ter sangramentos muito fortes na menstruação. Fui ao médico e disseram que a acne é um efeito colateral "quase inevitável" do meu DIU – o que não tinham me contado antes de colocar – e, apesar de perda de peso ser rara, pode acontecer. Mais tarde, comecei a ter sangramentos fortes depois do sexo, a ponto de uma vez ter que passar 20 minutos me limpando no banheiro. Voltei ao médico para tirar o DIU e descobriram que o implante tinha ferido meu útero a ponto de qualquer pressão naquela área causar sangramento intenso. Agora, quase um ano depois, ainda tenho sangramentos.*

Considerando todas essas histórias, além das que eu tenho certeza de que você já ouviu, ou até viveu, não é surpresa que algumas pessoas escolham simplesmente abrir mão de anticoncepcionais. Algumas preferem camisinha, enquanto outras escolhem o famoso "coito interrompido", em que o homem tira o pênis da vagina antes de ejacular durante a prática sexual. Mais recentemente, contudo, algumas pessoas que escolhem abrir mão de contraceptivos têm buscado alternativas mais contemporâneas, como os aplicativos de fertilidade. São aplicativos de smartphone que permitem que usuárias acompanhem o próprio ciclo menstrual, sob a suposição de que, assim, podemos saber quando podemos ou não praticar sexo sem proteção e não engravidar. O app mais conhecido se chama Natural Cycles, e declara, com orgulho, ser o único aplicativo de fertilidade aprovado pela Food and Drug Administration, agência dos Estados Unidos que controla alimentos e medicamentos.

No podcast, Forbat explicou que começou a usar o Natural Cycles porque estava com medo de voltar a usar anticoncepcional hormonal, devido ao efeito da pílula em seu humor. Contudo, abrir mão dos hormônios não é tão simples quanto parece – na verdade, é bem complicado. A maioria dos aplicativos de fertilidade, incluindo Natural Cycles, exigem que você meça sua temperatura no segundo em que acorda. Antes de beber um gole d'água ou pensar em levantar para fazer xixi. Depois, é preciso inserir a temperatura no aplicativo, que fará uma previsão da fertilidade naquele dia. No Natural Cycles, verde significa que sexo sem proteção é seguro. Vermelho significa que não é seguro, a menos que queira engravidar.

Se você usar Natural Cycles com precisão total, o app alega ser 99% eficiente como contraceptivo. Isso significa que uma em cada 100 mulheres que usam o app como método contraceptivo engravidará. Contudo, de acordo com estudos conduzidos pela empresa, com o uso regular, mas imperfeito (computando a margem de erro humano), a porcentagem cai para 93%, ou seja, sete em cada 100 mulheres engravidarão. O Natural Cycles se envolveu em polêmicas em 2018, quando 37 mulheres de um só hospital sueco relataram gestações indesejadas após o uso do aplicativo e procuraram abortos. O Natural Cycles respondeu que a quantidade era proporcional ao número de usuárias suecas registradas e, portanto, estava "de acordo" com as expectativas. Uma investigação conduzida pela agência de produtos médicos suecos confirmou o argumento.

Contudo, muitas pessoas ainda têm dúvidas quanto à capacidade de um app de smartphone para prever adequadamente a fertilidade das mulheres. Essas dúvidas foram validadas quando, em entrevista ao *Guardian*, a cofundadora do Natural Cycles, Elina Berglund, descreveu a usuária ideal como uma mulher que queria parar de usar anticoncepcionais hormonais, mas que também queria ter filhos um dia – uma mensagem que não era claramente passada pelo marketing da empresa, que se concentrava unicamente no fato de Natural Cycles ser um método contraceptivo sem hormônios. Se a usuária ideal de Berglund tivesse sido mencionada em algum dos posts elegantes que influencers fizeram sobre o serviço, teria afastado parte do público. Mulheres que, como a escritora Olivia Sudjic, simplesmente queriam um método contraceptivo que não alterasse absurdamente seu corpo e sua mente com um coquetel de efeitos colaterais. "Engravidei quando as previsões de fértil e infértil mudaram sem parar no mesmo dia, indo de verde para vermelho, *depois* de eu fazer sexo sem camisinha", escreveu Sudjic no *Guardian*, revelando que fez um aborto. "Acreditei demais em uma tecnologia que, no fim, confiava no meu corpo, que não é tão confiável. Qual é a hashtag para isso?"

Até agora, propus um olhar bem desanimador sobre a contracepção, porque contracepção pode *mesmo* ser desanimadora. Pelo menos até encontrarmos o método mais adequado para nós. Para algumas pessoas, pode ser simples: experimentar uma pílula e usá-la por muito tempo da vida adulta. A pílula pode ser uma bênção para algumas mulheres, assim como muitos dos outros métodos que critiquei até agora. Só depende da resposta de cada corpo; algumas pessoas têm mais sorte do que outras. Eu uso DIU hormonal atualmente, e, no geral, é tranquilo, exceto pelo fato de meus seios ficarem extremamente sensíveis na semana anterior à minha menstruação. Sim, eu ainda menstruo, apesar de o médico ter dito que não menstruaria mais. Mas, considerando algumas das histórias que detalhei antes, e considerando meus leves efeitos colaterais, acredito estar no lucro.

Vamos expandir um pouco nossos horizontes. Acredito que o mais chocante disso tudo é que, enquanto tantas pessoas sofrem o inferno para encontrar um método contraceptivo que não as deixe loucas, cheias de acne ou suicidas, tudo o que os homens precisam fazer é enfiar uma camisinha. Então, quer queira, quer não, o assunto contracepção está no campo do machismo. Falamos disso no podcast com Sophie Mackintosh, autora de *The Water Cure* [A cura da água] e *Blue Ticket* [Bilhete azul], cujos livros examinam maternidade e autonomia corporal feminina. "Eu fico bem ressentida, porque é fácil demais para os homens", disse ela, lembrando que muitos homens simplesmente se recusam até a usar camisinha, uma atitude que já é amplamente aceita. Já ouvimos todas as desculpas: "camisinha é desconfortável", "diminui a sensibilidade", "não cabe direito".

Uma pesquisa recente realizada nos Estados Unidos descobriu que somente um terço dos homens usa camisinha "esporadicamente" ao transar.[43] "Eu acho uma loucura pensar que um homem tranquilamente te deixaria engravidar só pelo próprio prazer", disse Mackintosh quando discutimos a relutância masculina universal quanto ao uso de camisinha. "Contracepção é vista como responsabilidade feminina", acrescentou ela. Afinal, são as mulheres que gestam bebês, então tenho certeza de que muitas pessoas argumentariam que isso basta para fazer da contracepção uma responsabilidade feminina. Mas não é inteiramente justo, né? Por que as mulheres devem aguentar a turbulência mental e física para solucionar um problema que homens não só ajudam a criar, como têm o poder de evitar em segundos?

O buraco é mais embaixo quando se trata do machismo relacionado à questão da contracepção. No podcast, Mackintosh relembrou que sentiu efeitos colaterais estranhos ao tomar a pílula só de progesterona. "Meu médico não deu a mínima, falou algo mais ou menos assim: 'Bom, você tem que aguentar ou mudar'. Aí eu fui a uma médica mulher, que falou: 'Não é aceitável que isso aconteça com você'. Ela me deu outro medicamento para tomar em conjunto com minha pílula que acabou com todos os efeitos colaterais." Mackintosh voltou ao médico homem e perguntou por que ele não sugerira aquilo. "Ele disse que não fazia ideia de como funcionava aquela interação medicamentosa."

Viés de gênero tem um impacto enorme na contracepção. "Isso acontece literalmente desde o dia em que inventaram a pílula",

---

43 National Center of Health Statistics (Centro Nacional de Estatística em Saúde dos Estados Unidos), 2017.

###### A QUESTÃO DA CONTRACEPÇÃO

disse Alice Pelton, fundadora de The Lowdown, a primeira plataforma de resenha de anticoncepcionais no mundo. "Em 1956, o dr. Gregory Goodwin Pincus e o dr. John Rock conduziram testes clínicos de larga escala da primeira pílula com 200 mulheres de Porto Rico. As pílulas que eles testaram continham dez vezes a quantidade de hormônios das pílulas atuais, e as mulheres não foram informadas que eram parte de um experimento, nem dos riscos que poderiam enfrentar." Quando elas começaram a apresentar efeitos colaterais como náusea, dor de cabeça e coágulos, foram julgadas não confiáveis, e suas reclamações foram descartadas. Isso ainda acontece com muitas mulheres até hoje. "Inúmeras mulheres no The Lowdown reclamam dos efeitos colaterais indesejados, mas não ameaçadores à vida, que têm impacto enorme em seu bem-estar geral", disse Pelton. "A sociedade acabou aceitando isso, assim como aceitamos acidentes de carro. Mas anticoncepcionais são usados por mais de um bilhão de mulheres ao redor do mundo, e a mulher média usa ao longo de 30 anos. Não é uma questão de curto prazo. Temos que lembrar que é improvável que essas mulheres tomem anticoncepcionais por estarem *doentes* [apesar de ser o caso de algumas] – não é um medicamento. Não é tratamento para câncer. Nossa aceitação de efeitos colaterais e compreensão de contracepção precisa mudar para refletir esses fatos."

A partir das resenhas que recebeu até hoje, The Lowdown descobriu que 78% das mulheres sentem efeitos colaterais dos anticoncepcionais. Metade das mulheres diz que o anticoncepcional teve impacto no bem-estar e na saúde mental, e metade também diz que teve impacto negativo especificamente no humor. Além disso, 30% das usuárias do The Lowdown sentem que os médicos não escutam nem entendem as necessidades contraceptivas delas.

Uma forma de lidar com muitas das questões ligadas à contracepção seria o uso de um anticoncepcional masculino. Infelizmente, isso não parece provável no futuro próximo. Experimentos nesse sentido vêm sendo realizados há anos, mas ainda não há sinal da chegada no mercado. Um teste de relativo sucesso para um anticoncepcional masculino durou um ano, em 2016, mas foi interrompido

AMOR NA ERA DOS MILLENNIALS

pelos pesquisadores quando 20 dos 320 participantes abandonaram o experimento por sentirem muitos efeitos colaterais, incluindo acne, aumento da libido e transtornos de humor – todos esses, por sinal, são os mesmos efeitos colaterais para anticoncepcionais femininos. Contudo, os efeitos colaterais foram considerados tão "inaceitáveis" pelos pesquisadores que a pesquisa precisou ser interrompida, apesar de os resultados mostrarem que o método estava sendo eficiente para prevenir gravidez em mais de 96% dos casais.

Allan Pacey, professor de andrologia na Universidade de Sheffield, me falou que, apesar da existência de um ensaio clínico de um novo gel anticoncepcional para homens e de alguma pesquisa da Gates Foundation em busca de focos contraceptivos em testes de medicamentos, há "muito pouca" pesquisa concentrada em encontrar anticoncepcionais masculinos. "Não vejo nenhum anticoncepcional masculino que possa chegar ao mercado tão cedo", disse Pacey. "Meu entendimento é que há pouco interesse das empresas farmacêuticas nessa área."

Há ainda outras desigualdades sociais a serem consideradas quando falamos em contracepção. Embora atualmente profissionais de saúde sexual estejam sendo treinados para atender pessoas trans e não binárias, o acesso a métodos contraceptivos ainda pode ser difícil para esse público. Além disso, estudos concluíram que é mais provável que mulheres negras usem métodos contraceptivos de eficácia mais baixa se comparadas com mulheres brancas, uma estatística que aumenta a probabilidade de gravidez indesejada em três vezes.[44]

Quando conversei com a médica de saúde sexual e reprodutiva dra. Annabel Sowemimo sobre os motivos para isso, ela apontou que diferenças culturais têm um papel importante na saúde sexual, especialmente no que se refere à perspectiva sobre métodos anticoncepcionais de longo prazo em determinadas comunidades.

---

44 Seeking Causes for Race-Related Disparities in Contraceptive Use [Procurando causas para disparidades raciais em uso de métodos contraceptivos], *AMA Journal of Ethics*, outubro de 2014.

"Culturas diferentes têm crenças diferentes relativas à reprodução", disse ela. "Na minha cultura nigeriana, por exemplo, rezam para que eu tenha filhos, mesmo que não esteja nos meus planos. É visto como um acontecimento lindo, uma bênção. Então, muitas pessoas vêm de lares em que considerar um tratamento que suprima a fertilidade não é visto com bons olhos. Minha família, por exemplo, me dizia que métodos anticoncepcionais de longo prazo me deixariam infértil."

O problema é que esses fatores não são levados em conta em pesquisas sobre saúde sexual, o que não surpreende, considerando a pouca pesquisa na área. Esses são alguns dos motivos para a dra. Sowemimo ter criado o Decolonising Contraception [Descolonizando a Contracepção], um grupo de advocacy que aborda as barreiras enfrentadas por grupos minoritários no acesso à saúde sexual.

"Não tenho dúvidas de que a falta de interesse em reprodução sexual em geral é racista, machista e homofóbica, e por isso não recebe interesse proporcional aos efeitos que acarreta na vida das pessoas", disse a dra. Sowemimo. "Além disso, há os julgamentos sobre as pessoas que têm vida sexual ativa, há a perspectiva de que vida sexual é promiscuidade, e tudo isso tem impacto no fato de o financiamento do setor ter sido dizimado nos últimos dez anos."

Vamos falar de infecções sexualmente transmissíveis. Camisinhas são o único método contraceptivo que previne gravidez e protege de ISTs, motivo pelo qual é chocante que homens se recusem a usá-las. Apesar do que você pode ter lido ou ouvido, ISTs não são brincadeira. Seja clamídia, gonorreia ou herpes genital, os sintomas podem ser brutais. Por exemplo, corrimento espesso e esverdeado, dor durante o sexo, sangramento vaginal, bolhas e erupções cutâneas. ISTs são incrivelmente comuns. A agência de saúde pública da Inglaterra estima que uma pessoa jovem recebe diagnóstico de clamídia ou gonorreia a cada quatro minutos no país e que metade das pessoas sexualmente ativas tem pelo menos uma IST antes dos 25 anos.

Embora sejam muito comuns, as ISTs continuam cercadas de estigma, então não falamos muito delas. Nem entre amigos, nem, certamente, com novos parceiros sexuais, apesar de ser exatamente o contexto em que deveríamos falar de ISTs. É constrangedor, né? Imagine só: você acabou de sair pela terceira vez com uma pessoa muito gostosa, e foi ótimo. Para fins de neutralidade de gênero (porque qualquer pessoa pode pegar IST), vamos chamar essa pessoa de Jo. Jo é uma gostosura só. Nível Hollywood de gostosura. Você quer transar com Jo. Na verdade, quer transar com Jo desde que viu seu perfil no Hinge. Então, quando chega o momento, depois de tomarem quatro gim-tônicas, vocês se despem rápido e fervorosamente. Não se fala de camisinha e, quando Jo enfia a mão dentro da sua calça, você não quer estragar o momento e perguntar sobre o último exame de IST. No dia seguinte, você acorda e sente uma dor na área genital. Você não dá muita bola. Passam-se alguns meses, e você tem corrimento irregular. É amarelo. Você continua com certa dor. Acha que não é nada grave. Passam-se mais uns meses. A dor continua. Você finalmente vai ao médico e descobre-se que você pegou clamídia quando transou com Jo e que agora é estéril.

Este é um caso extremo. Contudo, é muito importante que combatamos o estigma sobre as ISTs, porque, segundo pesquisas, isso impede que as pessoas façam exames, o que leva, então, a mais contaminação. Muitas ISTs às vezes são assintomáticas e podem ser facilmente tratadas com antibióticos, mas, caso não sejam tratadas, podem se tornar muito graves. Algumas, como a clamídia, podem levar à infertilidade. Outras podem levar a doença inflamatória pélvica ou artrite reativa. Então, por que não falamos mais disso? E por que temos tanta relutância em fazer exames?

A dificuldade é que as pessoas associam, erroneamente, ISTs a promiscuidade. É uma mentalidade que não faz sentido – afinal, precisamos transar sem proteção apenas uma única vez para pegar uma IST –, mas é um pensamento equivocado que não vai se extinguir tão cedo. No *The New York Times*, a obstetra e ginecologista Jen Gunter explicou que recebe centenas de perguntas de pessoas no Twitter sobre quase tudo ligado a saúde sexual, exceto ISTs. "Parece que ISTs são um dos maiores tabus", escreveu ela. "Vejo isso refletido no meu trabalho cotidiano. Nenhum diagnóstico, além do câncer, faz as mulheres chorarem tanto quanto o de ISTs." Considerando a forma como a sociedade enxerga a sexualidade feminina (ver capítulo 6), não me surpreende que mulheres sintam mais vergonha ao contrair ISTs do que os homens. Pegar uma IST, como escreveu Gunter, faz as mulheres se sentirem "objetos quebrados".

Não há explicação clara para isso. Contudo, vale a pena apontar que ISTs costumam ser mais comuns em grupos marginalizados – mulheres, pessoas de minorias raciais e da comunidade LGBTQIAP+ –, em que a vergonha é usada como arma de opressão. Há "uma combinação de biologia", disse Gunter, "já que a maioria das ISTs é mais facilmente transmitida por meio do cérvix, da vagina e do reto, e pessoas nesses grupos geralmente têm menos acesso a cuidados de saúde devido à marginalização econômica ou ao preconceito, o que leva a menos acesso a exames e tratamento".

O estigma em relação às ISTs me afetou pessoalmente. Foi por isso que, quando tive clamídia, em 2018, nunca descobri quem me passou, porque nenhum dos dois homens com quem tinha me relacionado admitiu ter a infecção. Não foi grave, no que diz respeito a sintomas. Só um pouco de dor e um sangramento irregular. No entanto, o timing não podia ser pior. Vou explicar.

Conheci George no verão. Saímos duas vezes – uma vez vimos um filme sobre tubarões no cinema, na outra fomos a um pub à beira do rio em King's Cross – e foi maravilhoso, mas ainda não tínhamos transado. Conversamos sobre tudo: nossas famílias, carreiras, ambições. Ele era atraente, charmoso e gentil; eu me senti imediatamente à vontade com ele. Contudo, havia um problema. Duas semanas antes de começar a sair com George, eu tinha transado com um cara de 23 anos na França. Ele era amigo de uma amiga e, apesar de não ser nem um pouco meu tipo – ele postava selfies no Instagram com a hashtag #mood –, foi uma boa distração para eu superar um ex. Por descuido, não usamos camisinha. Pedi um exame domiciliar de IST quando voltei para Londres, mas ainda estava esperando os resultados quando transei com George pela primeira vez. Também não usamos camisinha. Foi uma burrice egoísta. Muito burra, muito egoísta. Mas eu gostava muito de George, e há poucas coisas menos sexy do que dizer a alguém de quem gostamos muito que não podemos transar porque podemos estar com uma IST. Em retrospecto, entendi que nada é mais sexy do que sexo seguro, mas fui ingênua.

No dia seguinte, depois de transar com George, eu estava de bom humor. Fui a um café no centro de Londres para comemorar meu relacionamento e tomar um açaí caro. Estava mastigando minha granola quando recebi a mensagem da clínica. O resultado. Cliquei no link. As palavras piscaram na tela que nem a manchete de um tabloide. Clamídia: positivo. Soltei um grito, engasguei com a granola e procurei no Google "como se transmite clamídia?", na esperança de todos esses anos eu estar enganada, e clamídia ser, na verdade, um tipo de IST que desafia a ciência e não se transmite sexualmente. Caro leitor, não é o caso. Mandei mensagem para George.

> Eu: Oi, hum, odeio ter que dizer isso. Mas acabei de receber o resultado de um exame de IST. E apesar de, ambiciosamente, eu achar que ia estar tudo bem, parece que tenho clamídia.
> George: Se alguém ia me passar clamídia, fico feliz por ter sido você.
> Eu: Que lisonjeiro.
> George: Livi, eu gosto muito de você; vamos tratar de cortar o mal pela raiz. Sem drama.

A resposta de George me fez gostar ainda mais dele (como ele podia ser *tão* legal?). Ele imediatamente foi à clínica e começou a tomar antibiótico. Não tive muito tempo para digerir o susto. Sabendo que tinha clamídia, precisava entrar em contato com os dois caras com quem tinha transado antes, porque obviamente tinha pegado de algum deles. Liguei para o meu ex – uma das conversas mais constrangedoras da minha vida –, e ele gentilmente se ofereceu para fazer um exame. Depois mandei uma DM no Instagram para o francês de 23 anos: "*Bonjour*, eu acabei de receber o resultado de um exame de IST e tenho clamídia. Estou te contando porque ou eu te passei, ou você me passou. É melhor você fazer um exame. *Au revoir*". Incluir palavras francesas ali me deu a impressão de que a mensagem seria mais simpática, mas não fui bem-sucedida, porque ele respondeu, seco, que tinha feito exame na semana anterior e estava limpo. O ex me disse que o exame dele também deu negativo. Muito estranho. Graças à minha busca no Google, eu sabia, com certeza, que clamídia se contrai, sim, pelo sexo. Não se pega provando lingerie em uma loja. Então, um deles obviamente mentiu para mim, por constrangimento ou vergonha.

A vergonha determina muitas conversas que temos sobre saúde sexual, para além de ISTs e sexualidade feminina. Considere, por exemplo, anticoncepcional de emergência. É o tipo de método contraceptivo usado após sexo sem proteção. Há dois tipos: a pílula anticoncepcional de emergência (conhecida como "pílula do dia seguinte") e o dispositivo intrauterino (DIU). A pílula é mais comum – eu nem conhecia a segunda opção até começar o podcast – e é muitas vezes cercada de estigma e mitos – até o nome é enganoso, por exemplo. Há dois tipos de pílula anticoncepcional de emergência e elas podem ser tomadas alguns dias após a relação sexual, não somente no "dia seguinte". Apesar de ambas serem mais eficientes se tomadas o quanto antes, a pílula ellaOne[45] pode ser tomada até cinco dias após o sexo sem proteção e a pílula de levonorgestrel pode ser tomada até três dias depois.

---

45 Esse medicamento não está à venda no Brasil. [N. E.]

Mas, como sabemos, métodos contraceptivos, sejam eles preventivos ou emergenciais, podem falhar. No Reino Unido, é possível lidar com gravidez indesejada de duas formas. Podemos escolher entre continuar grávidas e ter um filho ou fazer um aborto. A segunda opção é tomada por uma a cada três mulheres do Reino Unido em algum momento da vida. Ter essa opção é um enorme privilégio, ao qual as mulheres na Irlanda e na Irlanda do Norte só passaram a ter acesso recentemente.

Nos Estados Unidos, o aborto continua uma questão muito controversa e é restrito em muitos estados. Em maio de 2019, o estado do Alabama aprovou uma lei para proibir o aborto em todos as situações, inclusive em casos de incesto e estupro, e punir com prisão perpétua médicos que façam o procedimento. Os estados de Georgia, Ohio, Kentucky, Mississippi e Louisiana proibiram abortos após seis semanas, porém muitas mulheres só identificam a gravidez bem depois desse período. Isso ocorreu graças à liderança de Donald Trump, que deixou clara sua posição antiaborto em vários momentos: em 2017, Trump reinstituiu uma política global de embargo que proibia qualquer organização internacional que recebesse financiamento de saúde do país de sequer mencionar aborto como parte de seus programas educacionais; em janeiro de 2020, em Washington, ele fez uma declaração no protesto anual da Marcha pela Vida, foi o primeiro presidente em ofício a fazer isso.

É absurdamente longa a lista de países em que o aborto só é legalizado por motivos de saúde ou terapêuticos (Polônia, Colômbia, Marrocos), ou quando a vida da mulher está em risco (México, Brasil, Indonésia). E, claro, há países onde é completamente ilegal, como Madagascar, Jamaica, Egito e as Filipinas.

Mesmo no Reino Unido, onde o aborto é legalizado desde 1967, ainda é tecnicamente classificado como ato criminoso de acordo com uma lei vitoriana que só legaliza aborto se dois médicos concordarem que continuar a gravidez afetaria a saúde mental ou física da mulher. Várias campanhas já foram feitas para combater essa lei e descriminalizar de uma vez por todas o aborto no Reino Unido.

A QUESTÃO DA CONTRACEPÇÃO

A questão sempre será que restringir ou criminalizar abortos não impede que mulheres abortem ou recorram ao aborto. Apenas torna o procedimento mais perigoso, pois as pessoas procurarão abortos clandestinos, arriscando gravemente a própria saúde e a integridade. A Organização Mundial da Saúde estima que 25 milhões de abortos inseguros acontecem por ano, a maioria em países em desenvolvimento. A organização os descreve como "procedimentos para interromper gestações não planejadas feitos por pessoas sem a qualificação necessária ou em ambientes que não se adéquam a padrões médicos mínimos, ou ambas as coisas".

Isso tudo contribui para o estigma ao redor do aborto até hoje. Diferentemente de outros tabus que lentamente estão se erodindo, o estigma associado ao aborto parece estar crescendo nos últimos anos. "Acho que há mais vergonha sobre o aborto hoje", me contou a escritora e ativista pelo direito de escolher Polly Vernon, explicando que isso se deve em parte ao advento das redes sociais, que deram plataformas maiores para ativistas antiaborto. Se você não viu esses ativistas no Twitter, talvez os tenha visto pessoalmente; ativistas protestam em frente às clínicas de aborto do Reino Unido, por exemplo, e tentam impedir que mulheres façam o procedimento. Eles rezam, fazem vigílias e oferecem folhetos cheios de informações equivocadas sobre aborto e fotos de fetos. Apesar de algumas clínicas terem implementado zonas de proteção, que impedem que os ativistas antiaborto cheguem a menos de 100 metros da porta da clínica, um pedido parlamentar para tornar essas zonas obrigatórias na Inglaterra e no País de Gales foi rejeitado pelo governo.

A única forma de combater o estigma ao redor do aborto é falar abertamente sobre o assunto, como Vernon faz. A autora de *Hot Feminist* [Feminista gostosa] falou muito sobre ter feito três abortos do fim da adolescência até os 20 e poucos anos, e revelou que foram "sem vergonha" e "sem arrependimento". "Acho que os anos 1990 e o começo dos anos 2000 provavelmente foram os mais progressistas em termos de direito ao aborto, e que a gente talvez tenha andado para trás", me disse ela.

Entretanto, apesar de Vernon explicar que nunca sentiu vergonha dos abortos que realizou, ela já sentiu certa pressão para justificá-los. "O que é esquisito, porque, na real, não é da conta de ninguém", acrescentou. "Engravidei duas vezes como resultado de situações que hoje seriam reconhecidas como crime. Na primeira vez, meu parceiro tirou a camisinha no meio do ato e levou uma semana para me contar, então era tarde demais para eu tomar a pílula do dia seguinte. Hoje isso é considerado estupro, ou pelo menos agressão sexual, mas, na época, não era." Ela continuou:

A segunda gravidez foi no contexto de um relacionamento abusivo, eu era terrivelmente controlada pelo meu namorado da época, tinha muito medo dele: se recusar a usar métodos contraceptivos era só uma das ferramentas de controle sobre mim. Isso também é reconhecido, hoje, como expressão de controle coercitivo. Não acho que mulheres devam precisar justificar os abortos além de: essas merdas acontecem. Ainda assim, me sinto compelida a explicar! Espero mesmo que a gente chegue a um ponto em que eu, e mulheres como eu, que também fizeram mais de um aborto, não tenhamos que ficar nos justificando. Mas é o máximo de vergonha que sinto. No geral, sinto alívio e gratidão por ter podido fazer essa escolha, e cada vez mais raiva por tantas mulheres não poderem fazê-lo.

Assim que Vernon começou a falar abertamente sobre seus abortos, ela reparou como aquilo era necessário. "O ato da abertura em si liberta muito outras mulheres. Porque eu sou vocal, orgulhosa, irreverente e engraçada quando falo sobre aborto, porque gosto de subverter o drama e o estigma geralmente associados a abortos, subverter a ideia de que isso é a-decisão-mais-difícil-da-vida-de-uma--mulher (é o caralho! Eu acho mais difícil escolher sanduíche na lanchonete). As pessoas reagem muito bem a essa minha forma de encarar as coisas. Já recebi muitos e-mails e mensagens de mulheres que dizem que, por minha causa, pela primeira vez na vida, se sentiram em paz sobre seus abortos... Acho que é, de longe, a coisa mais importante que eu realizarei com minha escrita."

Eu sempre me senti muito inspirada pela abertura com que Vernon trata seus abortos. Assim como por outras figuras públicas e celebridades, especialmente após as várias restrições antiaborto que têm sido instituídas em estados dos Estados Unidos e durante a campanha para legalização do aborto na Irlanda. Muitas mulheres, como Jemima Kirke, Nicki Minaj, Cathy Newman e Whoopi Goldberg, falaram publicamente sobre terem abortado. Enquanto isso, campanhas nas redes sociais continuam a encorajar mulheres a fazerem o mesmo, como as hashtags #ShoutYourAbortion [#Grite-SeuAborto], #SmashAbortionStigma [#EsmagueOEstigmaDoAborto] e #YouKnowMe [#VocêsMeConhecem], que foi lançada em maio de 2019, quando a atriz Busy Philipps pediu a mulheres que tivessem feito abortos que "contassem sua verdade" no Twitter. A hashtag logo viralizou, provando que as mulheres que já abortaram têm a necessidade de extinguir o estigma.

Cerca de três semanas depois de transar com Henry, desconfiei que eu poderia estar grávida. Eu sempre soube que era possível, visto que ele tinha tirado a camisinha durante a relação sexual sem meu consentimento. Sim, como Vernon disse, isso é agressão sexual, apesar de, na época, eu não saber disso. Henry me contou o que tinha acontecido quando voltou do banheiro, alguns minutos depois. Ele explicou que achou que seria mais confortável para nós dois e que presumiu que eu tinha notado. Henry se ofereceu para dividir o preço da pílula do dia seguinte comigo, mas eu tinha que ir sozinha à farmácia, e em cinco minutos, caso contrário ele ia perder o trem.

Henry foi a terceira pessoa com quem transei, e o primeiro com quem imaginei algum futuro. Ele era absurdamente inteligente, a ponto de eu engolir todas as palavras que ele dizia e regurgitá-las para meus amigos, como se ele fosse um oráculo. Eu nunca questionava nada do que ele me dizia, não só por supor que ele sabia mais do que eu, mas também porque tinha medo de que, se eu o fizesse, ele notasse que eu não era tão inteligente. Era algo tão profundamente internalizado que, quando Henry me contou o que fizera naquela noite, eu culpei minha falta de experiência sexual.

Relutei em fazer um teste de gravidez. Em parte por negação, mas principalmente porque eu não fazia ideia do que fazer se o resultado fosse positivo. Nenhuma amiga minha tinha abortado, pelo menos que eu soubesse, e eu não fazia a menor ideia de onde abortar, nem de como funcionava. Repito: eu não tinha aprendido nada disso na escola. Contudo, graças ao encorajamento de amigos e uma moça muito simpática no telefone quando liguei para a emergência em pânico, juntei coragem de comprar um teste na hora do almoço do meu trabalho. O plano era fazer em casa, mas eu estava agitada demais para esperar. Eu me tranquei em um cubículo da academia perto do escritório e fiz o teste ali mesmo.

Mandei uma mensagem para meu grupo de amigas no WhatsApp: "Ok, vou fazer um teste de gravidez agora. Cinco libras por dois testes na farmácia, uma pechincha. Quem estiver por aí, por favor apareça". Ella respondeu imediatamente: "Tô aqui". As outras logo apareceram. Fiz xixi no palito e me perguntei se mais alguém já tinha feito teste de gravidez naquele banheiro da academia. A linha ficou vermelha e me dei conta de que eu não fazia ideia do que aquilo significava, então li as instruções na caixa. "Gente, fiz um teste e diz que estou grávida. Espero que esteja errado. Vou fazer o outro." Fiz o outro. Vermelho de novo. "Os dois deram positivo. O que eu faço?" Ella me mandou comprar um teste mais caro. "Porra, que merda", disse Lexi. "Compra ClearBlue, é o melhor. Só diz 'grávida' ou 'não grávida', sem essa merda de linha." Voltei à farmácia e comprei o ClearBlue. Para variar, decidi fazer no banheiro do mercado mais próximo. "Grávida, duas a três semanas."

Entrei em modo de ação e passei os 45 minutos seguintes andando de um lado para o outro pelas ruas atrás do escritório. O Google me mandou ligar para o British Pregnancy Advisory Service (BPAS, Serviço de Aconselhamento Natal Britânico). O BPAS me disse que havia uma lista de espera de três semanas e que eu devia tentar ligar

A QUESTÃO DA CONTRACEPÇÃO

para a organização Marie Stopes. Entrei na lista de espera da Marie Stopes. Eu deveria viajar para São Francisco na semana seguinte, para visitar meu pai. Nossa relação é frágil mesmo nos melhores momentos, então pensar em contar a ele que eu precisaria cancelar a viagem para abortar era inviável – assim como era inevitável permitir que algo que eu queria desesperadamente ignorar crescesse dentro de mim por mais três semanas. Achei uma clínica particular que poderia me atender dali a dois dias, e custaria 650 libras. Felizmente eu tinha juntado dinheiro ao longo dos anos, dando aula de reforço de inglês para adolescentes – embora meu plano fosse gastar a grana para tirar férias na Grécia, e não para abortar.

Quando contei a Henry pelo telefone, ele foi, previsivelmente, indiferente. Para ser sincera, fiquei grata por ele não ter tentado me dissuadir. Ele se ofereceu para me acompanhar à clínica e eu recusei – não podia suportar a ideia de chorar enquanto ele murmurava frases genéricas sobre niilismo. Alguns minutos depois de nos despedirmos, ele me mandou uma mensagem. "Ei, espero que você esteja bem. Sinto muito por você estar passando por isso, é um peso tão arbitrário. Você é forte, vai ficar bem." Procurei "arbitrário" no Google e tentei entender por que ele tinha usado essa palavra. Ainda não tenho certeza.

Lola, do grupo do WhatsApp, foi comigo à clínica e apertou minha mão com força quando a enfermeira fez o ultrassom para confirmar que eu estava mesmo grávida. Tive a opção entre um aborto cirúrgico ou medicamentoso. O cirúrgico, me disseram, levaria 20 minutos e precisaria de anestesia local. O medicamentoso exigiria que eu tomasse dois comprimidos, com intervalo de um dia; haveria bastante sangramento. Cirurgia me pareceu muito drástico, então escolhi a opção medicamentosa. Recebi um comprimido na clínica e voltei no dia seguinte para receber o outro – era o que iniciaria o aborto. A enfermeira o inseriu na minha vagina. "Prontinho", disse ela, como se tivesse apenas depilado minhas pernas.

Minha amiga mais antiga, Allie, me buscou de carro e me levou direto para a casa dela, porque eu estava morando com minha família na época e não queria contar a ninguém. Então passei a tarde vendo *Grey's Anatomy* na casa da Allie, com uma bolsa de água quente na barriga. Ela me deixou em casa à noite. Eu estava sozinha. É claro que foi quando começou a dor. Tinham me dado analgésicos na clínica, mas não ajudou. Parecia que alguém, ou *alguma coisa*, estava socando sem parar meu baixo-ventre, retorcendo todos os órgãos até estourar. O meu revestimento uterino estava se desmanchando. Corri para o banheiro e notei que sangue escuro e espesso estava vazando do absorvente e pingando no chão. Fiquei parada na banheira, de camiseta e sem calça, e fui lentamente me agachando. Tudo em mim se contorcia em agonia, e a poça de sangue embaixo de mim aumentava. Foi aí que eu vi. Um glóbulo carnudo, do tamanho de um feijão, no meio do sangue, gosmento e pequeno. Encostei nele e vomitei.

Depois do aborto, eu só queria falar nisso. Queria entender o que tinha acontecido comigo e o que ia acontecer. Não podia falar com Henry, porque ele terminou comigo quando voltei de São Francisco. Não podia falar com minha família, porque estava apavorada com o que eles pensariam. E, apesar de falar com minhas amigas, elas só podiam me reconfortar até certo ponto, já que nenhuma delas tinha passado por aquilo. Então me voltei para a internet e passei horas em busca de histórias de aborto de outras mulheres. Eu precisava que alguém me contasse como eu devia me sentir, porque nada fazia sentido. Uma hora eu sentia culpa, depois, humilhação. Então, alívio e uma alegria eufórica. E um constante sentimento de vazio.

Apesar da minha ávida pesquisa, não encontrei um só artigo sobre aborto escrito por uma mulher que já tivesse realizado o procedimento. Havia muitas notícias e alguns tweets, mas nada que discutisse de forma aprofundada o impacto físico e mental do aborto. Nada sobre o fato de que podia causar lágrimas convulsivas em um momento e um ataque de fúria violenta logo depois. Eu não tinha com o que comparar minha experiência, nem como entendê-la. Então, por muito tempo, não entendi.

Felizmente estou enfim começando a entender. Hoje, graças às campanhas que mencionei, há histórias sobre aborto pela internet,

## A QUESTÃO DA CONTRACEPÇÃO

muitas das quais certamente ajudarão mulheres que, como eu, só chegaram mais perto de compreender a própria experiência ao ler as de outras. Porque, seja aborto, assédio sexual ou até coisas mais inofensivas, como a ansiedade das mensagens não respondidas, tudo parece muito mais difícil quando achamos que somos as únicas passando por isso. Mas não somos.

Na verdade, raramente somos.

# ALGUMAS PALAVRAS FINAIS

Esta é a parte em que devo escrever algo profundo. Devo dizer quanto aprendi no processo de escrita deste livro, como avancei no meu caminho para o amor e como tive sucesso em me transformar em um unicórnio contente e filosoficamente letrado, que sabe exatamente o que quer e como conseguir. Mas não sou um unicórnio. Nem você.

Muito aconteceu desde que comecei a escrever este livro. A pandemia arrebentou o tecido social das nossas vidas e, enquanto escrevo, ainda não está claro quando ele será remendado, ou se será. E, se for, não será como era antes. Pessoas queridas foram perdidas, carreiras foram interrompidas, relacionamentos foram destruídos, inclusive o meu.

O término pelo qual passei transformou tudo que eu achei saber sobre amor. Na verdade, principalmente, destacou como sei pouco, e quanto tenho a aprender. Tomei algumas decisões horríveis nos meses seguintes, decisões que jamais achei que tomaria, como transar com um desconhecido no chão do banheiro de outro desconhecido; ou me convencer de que alguém com quem eu tinha transado duas vezes ia se apaixonar por mim (e falar isso para o cara, apesar de ele nunca sequer ter me dado seu número de telefone). Também vesti o mesmo conjunto de moletom por quase dez dias seguidos, o que foge um pouco do assunto, mas igualmente não me orgulha.

A questão é que eu cometi erros. Tenho certeza de que cometerei outros, assim como você, suponho. É assim que funciona. No que diz respeito ao amor, é tudo aprendizado, especialmente na faixa dos 20 ou 30 anos. Há tanta coisa sobre a mesa, tantos marcos que nos mandaram atingir – e nós dizemos quando atingi-los.

Dizemos coisas como "Vou conhecer o amor da minha vida aos 27", "Já vou ter dois filhos aos 31", ou "Vou me casar aos 34, no campo, e encher a cara de rosé". Se 2020 nos ensinou alguma coisa, contudo, é que nada é garantido. Não podemos criar um mapa para a vida, muito menos para a vida amorosa. Nos pressionar para cumprir prazos para coisas que nem sabemos se queremos é um tiro que, infalivelmente, sai pela culatra.

Algumas coisas inesperadas que aconteceram na minha vida amorosa: parei de sofrer por alguém que acreditei estar destinado a ficar comigo; o homem para quem passei uma IST acabou sendo a primeira pessoa por quem me apaixonei; e, depois de anos insistindo que não precisava, finalmente comecei a fazer terapia – imagina tentar contar para um terapeuta de relacionamentos que você está escrevendo um livro sobre relacionamentos.

Se aprendi uma lição é que a coisa mais importante é descobrir o que você quer do amor, e por qual motivo quer. Fomos condicionadas a querer encontrar nossa "alma gêmea". Aquela única pessoa perfeita que nos completa – veja a (horrorosa) expressão "cara-metade" – e que satisfará todas as nossas necessidades e desejos. Entretanto, essa pretensão é completamente irreal e só lhe causará decepção a cada relacionamento. Por mais inortodoxo que isso soe, a única pessoa que pode nos completar é, bom... a gente.

Que tipo de relacionamento você está procurando? E que papel quer que esse relacionamento tenha na sua vida? Que tipo de parceiro romântico você quer ser? E como se tornará essa pessoa?

Tenho 27 anos e, apesar de gostar de pensar que me conheço bem, ainda estou me fazendo essas perguntas todas. Há, contudo, algumas coisas de que tenho razoável certeza: a qualidade mais importante em um parceiro romântico é bondade; consentimento é tudo; tentar descobrir com quem seu ex está conversando quando

## ALGUMAS PALAVRAS FINAIS

está on-line no WhatsApp só vai te fazer perder tempo de sono; pizza fica definitivamente mais gostosa no dia seguinte; Boys Lixo deixam de ser Boys Lixo no momento em que paramos de pensar neles; os melhores relacionamentos são aqueles que só existem na nossa cabeça, e é legal se importar. Tente se lembrar dessa última lição da próxima vez que se castigar por simplesmente ser quem é. Eu tentarei.

# AGRADECIMENTOS

Se você pulou para esta parte antes de ler o livro, eu te entendo. Também faço isso. Este não é o tipo de livro com spoilers, mas, mesmo assim, pensarei em você ao escrever estes agradecimentos.

Há muitas pessoas sem as quais este livro nunca teria acontecido. A primeira é minha editora maravilhosa, Michelle Kane. Fico muito feliz por você ter me chamado na DM. Seu apoio e sua fé incessantes são tudo para mim. Obrigada a toda a equipe da 4th Estate, que trabalhou incansavelmente neste livro – foi um privilégio trabalhar com vocês, e é uma honra estar entre seus autores.

Nada disso teria acontecido sem o podcast *Millennial Love*, pelo qual devo agradecer a muita gente. Meu antigo chefe, Dave Mclean, que foi quem pediu para Rachel Hosie e eu "começarmos um podcast sobre relacionamentos" como parte do nosso papel no *Independent*. Chloe Hubbard, que me convenceu a continuar o podcast mesmo depois de Rachel sair. Tom Richell, meu produtor e amigo paciente, que certa vez me pediu que começasse a editar o programa e depois voltou a discretamente editar quando notou que eu era péssima. Obrigada a todo mundo do *Independent* pelo apoio e encorajamento. E de volta a Rachel. Começamos o podcast juntas; nunca me esquecerei de como você foi gentil quando te contei sobre este projeto. Também quero agradecer a todas as pessoas maravilhosas que compartilharam suas histórias comigo, tanto para o podcast quanto para este livro. Sua generosidade é tudo para mim.

Obrigada a meus amigos e minha família, muitos dos quais me abrigaram enquanto eu escrevia este livro. Gostaria de agradecer especialmente a Natalie Greenwold, Nanou Onona, Allie Miller, Chloe Taylor-Gee, Lutia Swan-Hutton e Patrick Smith. Também devo agradecer às Cock Warriors (Ella McMahon, Lexi Allan, Bethan Jones e Lola Murphy) por formar o melhor grupo de WhatsApp, com o pior nome. Finalmente, obrigada à minha mãe, ao meu pai, a Stuie, Ilyse, Juliet e Asher. É muita sorte ter vocês na minha vida.

Ah, e devo mencionar minha gata, Blanche DuBois, que está ronronando bem alto no meu colo enquanto escrevo, provavelmente para me lembrar de mencioná-la.

♥

Esta obra foi composta em Sabon LT
e Karmina Sans e impressa em
papel Pólen Soft 70 g/m² pela
Cromosete Gráfica e Editora.